物理振动排石技术

PHYSICAL VIBRATION LITHECBOLE

叶章群 曾国华 ◎ 名誉主编

许长宝 ◎ 主编

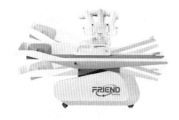

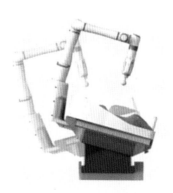

郑州大学出版社

图书在版编目(CIP)数据

物理振动排石技术/许长宝主编. — 郑州：郑州大学出版社，2023. 7
ISBN 978-7-5645-9793-1

Ⅰ. ①物… Ⅱ. ①许… Ⅲ. ①碎石术 Ⅳ. ①R691.405

中国国家版本馆 CIP 数据核字(2023)第 115810 号

物理振动排石技术
WULI ZHENDONG PAISHI JISHU

策划编辑	李海涛	封面设计	王　微	
责任编辑	李龙传	版式设计	王　微	
责任校对	吕笑娟	责任监制	李瑞卿	

出版发行	郑州大学出版社	地　　址	郑州市大学路 40 号(450052)	
出 版 人	孙保营	网　　址	http://www.zzup.cn	
经　　销	全国新华书店	发行电话	0371-66966070	
印　　刷	河南文华印务有限公司			
开　　本	710 mm×1 010 mm　1 / 16			
印　　张	13	字　　数	206 千字	
版　　次	2023 年 7 月第 1 版	印　　次	2023 年 7 月第 1 次印刷	

书　　号	ISBN 978-7-5645-9793-1	定　　价	79.00 元	

编委会

序

泌尿系结石是泌尿外科的常见病,其高发病率、高复发率的特点给广大患者带来了巨大的身体创伤和经济损失,严重影响人民的身体健康。近20年来,中国泌尿结石界的同道们,努力进取,勇于创新,在学习国际先进经验的同时,创新出许多属于中国智造的器械和设备,大大提高了中国泌尿系结石的临床诊治水平。

物理振动排石机是其中的一个典型代表,它是我国学者自主研发,具有自主知识产权的、国际首创的排石设备。该设备问世前,传统的排石方法包括增加饮水、适度运动、倒立、口服药物等,这些方法主要通过增加尿量、增加输尿管的蠕动频率和蠕动幅度及扩张输尿管等作用促进结石排出,这些促进结石排出的方法具有很多不确定性,因此被称为"被动排石"。物理振动排石系统通过主动有效的力学组合,来完成主动排石过程,我们称之为"主动排石"。我们在全国进行了多项多中心、前瞻性、临床随机对照研究,结果证实了无论是体外冲击波碎石术后,还是逆行肾内手术后,体外物理振动排石机都有加速排石、提高净石率的作用,验证了其有效性和安全性。这些年来,国内许多家医院在临床使用过程中,也进行了许多临床研究,进一步证实了主动排石的疗效并拓展了其适应证。

目前,物理振动排石系统已经进展到了第三代,融合了许多智能化因素,使操作更加简单化、程序化,减少了人为因素干扰。国际上现在也有不少学者、公司在研发排石的产品,但还没有正式产品问世。希望我国学者、企业继续努力,不断钻研,研发出更多更好的排石设备,更好地造福结石患者,在"主动排石"领域保持国际领先地位。

最后,我代表中华医学会泌尿外科学会结石学组、中国泌尿系结石联盟、国际尿石症联盟,感谢为我国泌尿系结石诊疗事业做出贡献的专家、学者,以及制造出领先设备的战略合作伙伴们!

叶章群

华中科技大学同济医学院附属同济医院

前　言

泌尿系结石是泌尿外科的常见病、多发病,临床治疗已进入体外冲击波碎石及微创腔镜治疗时代,开放手术治疗泌尿系结石占比越来越少。体外冲击波碎石和腔镜治疗结石,术后残石已成为常态,虽然部分残石在随访观察期间可自行排出,但大多数残石依然出现了临床相关症状,需要二次手术干预,残石存在也使结石的复发率大大提高,降低了患者的满意度。因此,国内外很多学者都在想办法来处理残石这一"小问题",但一直未能有可靠有效的方法或设备在临床推广。2012年,我国学者自主研发了 Friend-Ⅰ型物理振动排石机,在随后的十年时间里,得到了国内外学者的认可,已经在临床普及。物理振动排石技术大大提升了残石的排净率及患者的满意度。Friend 物理振动排石机也更新到智能的三代机。

物理振动排石机在临床应用过程中,受操作技术和操作者经验的影响,临床排石效果会存在一定的差异。为了进一步规范物理振动排石技术,我们组织了排石机的研发专家,以及早期使用物理振动排石机并取得丰富经验的临床专家,编写了本书。全书共12章,百余幅插画,详细讲解了排石机的原理、适应证、禁忌证及操作流程与操作方法,希望本书能给泌尿外科医生和相关操作人员在临床使用过程中提供帮助和指导!

特别感谢华中科技大学同济医学院附属同济医院叶章群教授为本书作序。

由于撰写时间较紧,编者的水平有限,文中难免存在疏漏,希望读者朋友们批评指正。

许长宝

目 录

1

第一章

排石技术的历史

泌尿系结石伴随文明的出现,也开启了被认知的历史,与现代科学的发展并轨而行。泌尿系排石技术,是通过不同的方法将泌尿系统中的结石排出体外的一种医疗技术。自古以来,人们就一直在探索排石技术,不断进行改进和创新,现代医学主要以药物排石、体位排石、仪器设备排石为主要排石手段。开篇初章,我们有必要了解一下泌尿系排石技术的发展历程。

第一节 排石技术的启蒙

在考古实践中发现的最早人体泌尿系结石是在埃及古墓中一具木乃伊骨盆中发现的膀胱结石,据推算大约可追溯至公元前 4900 年。在此之后的考古工作中也陆续有肾结石等泌尿系结石的发现。最早的关于结石病的文字描述是在公元前 3200 年至公元前 1200 年间的美索不达米亚阿苏图医学文献中,其中提到了结石的症状以及排石相关的内容,比如,松节油、鸵鸟蛋壳等对结石的排出有一定效果。

公元前 4000—前 3000 年,古埃及就有了相当繁荣的文化,僧侣兼管为人除灾祛病,宗教与非宗教的经验医学互相混杂在一起。蔬菜、水果、植物和蜗牛的汁液、公牛尿和人尿等被用来治疗各种疾病,如用蜗牛的汁液来封闭会阴的切口,用公牛的尿来排石。

公元前 1500 年左右,埃及医学家伊姆霍特普(Imhotep)所著的《伊姆霍特普手册》中,就有关于尿路结石的描述和治疗方法。在该手册中,伊姆霍特普指出,尿路结石是一种由于寒冷和过度饮食引起的病症。他建议患者应该采用一种名为"胡麻糊"的药物来治疗,该药物主要由水、麦芽和胡麻制成,可以促进排石。此外,伊姆霍特普还提出了另外一种治疗方法,即将一种名为"酒精浸泡"的植物制成的药剂涂在患者的下腹部和脊椎上,以促进排石。虽然伊米哈特的治疗方法在现代看来可能有些过于简单和原始,但是他的观察和探索,为后来医学研究提供了一定的启示和基础。

公元前 1000 年前后,古埃及人对于膀胱尿道结石的取出尝试了多种办法,史料记载了僧侣成功用嘴吸出结石的案例,也有单纯徒手挤压尿道排石的案例,甚至为了方便结石排出,出现了早期的尿道扩张术,只不过使用的是木棍或软骨。波斯传统医学体系中也发现了结石的相关描述,并提出了排石的方法:通过洗澡、蝎子油按摩等方式可以有助于结石的排出。

公元前 700—前 600 年,在古印度的著作中发现了关于泌尿系结石外科治疗的记载。现如今被誉为"印度医学之父"和"外科之父"的妙文(Sushruta)也是阿育吠陀医学的创始人,作为古印度的一名外科医生,在自己撰写的《苏赫鲁塔·萨希塔(Sanskrit Atharvaveda)》中具体描了膀胱结石的形成、症状及治疗,其中关于排石也详细描述了患者的体位以及医生的操作方法:患者仰卧于医护人员的膝盖上,腰部垫高,外科医生将黄油涂抹于肚脐旁,用力用拳头下压,将结石向下推移。另外,将剪好指甲的左手示指和中指浸入油中,插入直肠,然后向前按压,直至触及结石,将其取出。

公元前 25 年到公元 50 年,手法排石的具体细节被记录在一本由赛尔苏斯(Aulus Cornelius Celsus)撰写的一本医学百科全书中,描述到"术者将左手示指和中指伸入患者肛门,在下腹部用右手和肛内手指进行双合诊,将膀胱结石尽量下推至膀胱颈部,如果结石较小,用肛门中的手指将结石推出。如果结石大,则用钩子将结石拉出。"。这种方法在接下来的 1500 年里被翻译成多个版本一直流传沿用。

公元 2 世纪,盖伦(Galen,129—199 年,名字来源于拉丁语)提出了许多药物治疗方法,其中包括应用酒、蜂蜜、欧芹和黄篙籽等物质来排石。他建议将这些物质混合起来制成药剂,每天口服一定量,以达到治疗结石的效果。此外,盖伦还建议在使用这些药物的同时,进行一些适当的体育锻炼和按摩等物理疗法,以加速结石的排出。

公元 16 世纪,比利时布鲁塞尔医生维萨里(Andreas Vesalius,1514—1564 年)被视为现代解剖学的奠基者,他提出运动和跳跃有助于排石。这一方法也被称为"维萨里步法"。其理论基础是结石在尿道中被卡住的原因主要是由于尿道管径较小、弯曲、环状等特点造成的。因此,为了促进结石排出体外,必须通过运动和跳跃等方式来改变尿道的形态和位置,从而使结石得以排出。维萨里步法虽然在现代医学中已经不再作为主要的结石治疗方法,但它仍然具有一定的历史和文化价值,并对体育锻炼和运动康复等方面也有一定的启示作用。

公元 18 世纪,著名的医生博尔希维(Herman Boerhave,1668—1738 年)撰写了一本手册,名为《预防性建议》,书中建议结石患者增加液体摄入量、洗热水澡扩张血管、锻炼以诱导结石排出。

以上主要是对国外排石技术的发展描述,在中国古代医学经典中对排石也同样有着详细的记载。在《黄帝内经》中,就有关于结石的病因、症状和治疗方法的描述。其中提到结石的形成与饮食有关,建议平时要注意控制饮食,多喝水,多运动。同时,还介绍了一些药物和针灸治疗结石的方法。《素问》中有一章专门论述结石的治疗,其中提到针灸、药物和按摩等方法,以及饮食控制和适当运动等预防措施。《伤寒杂病论》中则有关于排石的详细记载,其中提到了一些经典的排石方剂,如"五苓散""泻心汤"等。此外,还介绍了一些手法和器具来辅助排石,如"推顶法""导石剂""石夹"等。还有一些名医对排石技术做出了重要贡献,例如唐代医学家孙思邈就提出了一种"导石法",通过在患者体内放入一根细长的银针,将结石引导到膀胱中,从而实现排石的目的。

尿石症古代称谓为石淋。在1000多年前的古医籍中,就有关于用葱管和鹅毛管导尿的记载。石淋治疗的治法在明清时代大致有两种思路。一是通过使用温经通络的药物以促进结石的排出,另一种思路是外治法,如以榆皮和醋滓封茎上、瓦松煎汤熏洗小腹、葱头捣盐敷脐上等,均属此类。明代《周慎斋遗书》提出:"沙淋,小水不得出,用猪尿胞一枚,口头入小竹管,内将口气吹满,用绳扎紧尿胞,插在尿孔内,解去所扎绳,将所吹气挤送在内,其尿自出无滞",希望能通过强制性向尿道中挤入气体而使之得以扩张,使沙石及尿液排出。清代张锡纯提出通过改变体位"律石离其杜塞之处"以使小便一时能通,也许是一个可行的权宜之法。

中国古代对排石有着深入的研究和探索,不仅有丰富的理论知识,还创造了许多有效的治疗方法和工具。这些历史经验和成果对于今天的排石治疗仍有一定的借鉴和启示作用。

第二节　排石技术的探索

真正意义的排石概念是建立在现代科学医学的基础上,其发展的历史较为短暂。比较具有代表性的排石方式主要是一些排石设备的发明。近代排石设备的发展可以追溯到20世纪初期,法国医生翁布雷丹(Ombredanne)发明了一种物理排石设备。该设备采用手动操作,利用摇杆和绳索产生震动和振动,对尿道中的结石进行振动,使结石逐渐向下排出。1929年,德国医生威利·罗素(Willy Rusch)设计了一种新型的机械排石机,它可以通过声波和振动的方式将结石从肾脏或输尿管中排出,这被认为是机械排石机的里程碑事件。但是,由于这种排石机其振动幅度大、噪声大等缺点,未被广泛采用。

1965年,基尔希(Kirsch)等人首次使用振动椅产生机械振动的方法排石。1969年,科泰(Cottet)等人首次将机械振动联合利尿方法用于泌尿系结石的治疗。但在此接下来的20多年中,关于机械振动联合利尿的研究和临床应用报告非常有限。这很可能是与当时缺少有效的碎石方法有关。

1980年2月7日,是全世界泌尿外科值得纪念的一日,慕尼黑大学的泌尿外科医师Chaussy在世界上首次用一台HM1型碎石样机治疗了一例肾结石患者,结果令人振奋。20世纪80年代冲击波碎石技术出现后,振动联合利尿的方法被用作冲击波碎石后辅助排石,相关的研究也随之增多。根据文献,在世界各地有较多体位排石的相关报道,尤其是肾下盏结石的倒置法排石的报道较多。图1-1~图1-8是关于肾下盏结石的各种倒置排石的相关图片。

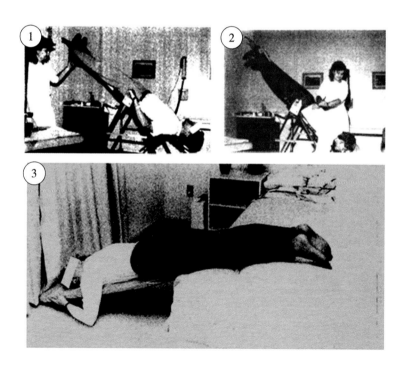

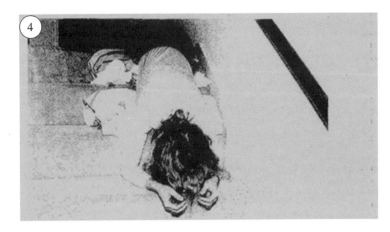

图 1-1 肾下盏结石的体位倒置法

各种体位,第 4 幅图是在楼梯上倒置

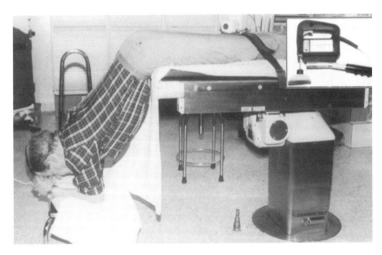

图 1-2 肾下盏结石倒置排石

20 世纪 90 年代,肾下盏结石,结合利尿剂+体位倒置床+按摩器进行排石

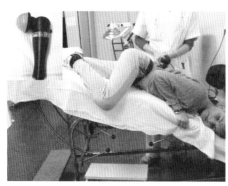
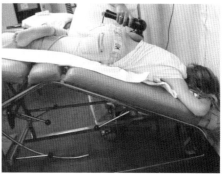

图 1-3　肾下盏结石倒置及按摩器排石

2000 年,利尿剂+体位倒置床+按摩器在少年肾结石患者中的应用

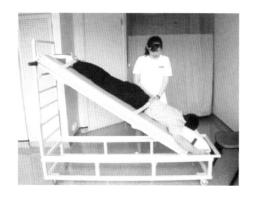

图 1-4　简易倒置床+手法按摩应用实例

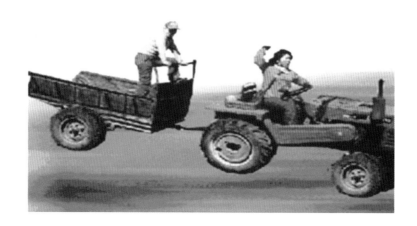

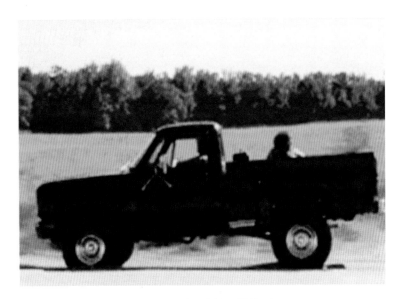

图1-5 利用交通工具排石

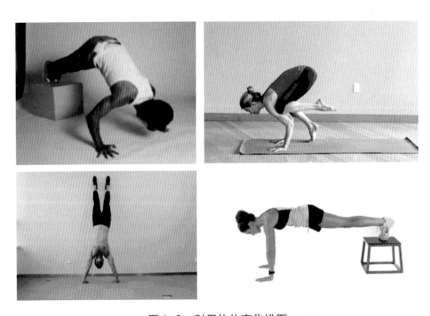

图1-6 利用体位变化排石

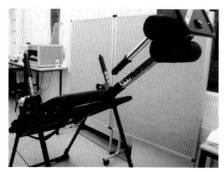

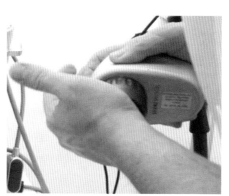

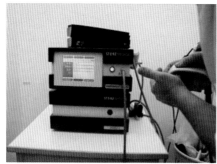

图1-7　简易倒置床+按摩器

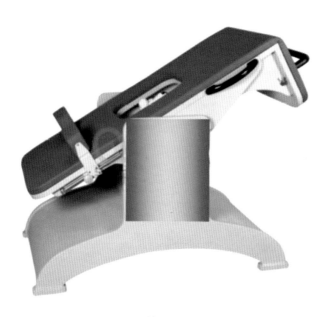

图1-8　简易机械排石床

第三节 现代排石技术的构建

现代排石技术建立的标志是物理振动、利尿和倒立联合治疗法在肾下盏排石中的应用,此后聚焦超声排石技术、凝胶法、超顺磁性氧化铁纳米颗粒法以及药物排石法也分别在临床上得到不同程度的应用。现代排石技术主要有如下几方面。

一、联合物理振动、利尿和倒立法

联合物理振动、利尿和倒立法(mechanical percussion, diuresis, and inversion,PDI)是目前在世界各地治疗肾下盏小结石或微创手术后残石较为常用的方法。其方法主要特征是振动、利尿及倒置。1990 年,布朗利(Brownlee)等在机械振动联合利尿基础上,结合体位倒立用于肾下盏结石体外冲击波碎石后的排石治疗。2001 年,佩斯(Pace)等对体外冲击波碎石后肾下盏残余结石应用 PDI 法和自然排石法进行了有效性比较。69 例患者被随机分配到 PDI 治疗组和观察组,服用 20 mg 呋塞米后,患者采取大于 60°的倒立体位,用一种胸部振动器来提供振动。随访 4 周,结果表明:PDI 法是肾下盏结石排石治疗安全、有效的选择。同期,一篇 Cochrane 系统评价比较了单纯冲击波碎石治疗和冲击波碎石联合辅助治疗(倒立和利尿)排石的效果表明后者更为有效、不良事件发生率低,对<10 mm 的结石有更高的清石率。

20 世纪 70 年代,我国青岛市海军第四〇一医院苏烨医师报道了利用 DM-I 型带式按摩健身机(频率 8.6 Hz,幅度 26 man),按摩带置患侧腰腹部,疗前 30 min 嘱患者饮水 500 ~ 1000 mL,每次 15 ~ 20 min,每日 2 次,10 次为 1 疗程治疗输尿管结石取得较好的临床疗效。2016 年,张炜报道了利用病床作为倒置装备,另加人工拍打治疗肾下盏结石的研究。其结果是2周结石清除率为60.9%,4周结石清除率为74.1%,12周结石清除率为86.9%。

尽管临床研究表明PDI法是安全、有效的,也在临床使用,但这种治疗方法仍存在不足。文献中报道的倒立体位的倒立角度差异大,从12°到45°,甚至大于70°。此外,用于提供物理振动方法也很多,如人工叩击法、使用振动椅、胸部叩诊器或振动排石机等,这些方法提供的物理振动强度也不一,治疗持续的时间和次数也不同,而以上因素均可能影响PDI法的排石效果。

二、聚焦超声排石技术

聚焦超声排石技术是在体外利用聚焦超声能量改变肾结石位置,并促进结石排出的一种技术。主要用于清除较小的结石或结石的碎片,还可以将较大的结石移动至肾脏内,以减轻梗阻和疼痛。聚焦超声排石可以促进小的、新形成的结石在可控的情况下排出。

2010年,华盛顿大学Shah等首次提出超声排石技术。超声排石是利用短脉冲聚焦超声改变结石位置,促使结石移动,最终排出。研究人员将人造石和尿结石(2.5~8.0 mm)放置在肾脏模型的集合系统内,然后使用第一代超声排石设备进行排石试验。超声波能量是5~40 W,作用时间2~5 s。结果显示聚焦超声波可以引起人造石和人类结石在可控的方向移动,移动速度约为1 cm/s;聚焦超声作用于结石后可立即推动结石移动,并且与结石的大小无关。操作者通过控制手持传感器引导聚焦超声作用于结石。此传感器可以产生实时超声图像,引导超声波作用于结石。

2012年,沙哈(Shah)等将人造石及人尿结石放置于活体猪模型的肾中盏和下盏,使用超声排石设备,2 min内,将结石以约1 cm/s的速度移动至肾盂或肾盂输尿管连接处。另外,他们也评估了聚焦超声波对组织的热损伤。肾脏有5处暴露于聚焦超声波,持续2 min后取组织标本行组织病理学检查,结果显示聚焦超声波功率密度为 325 W/cm^2(平均功率密度)时目标暴露区域无热损伤或机械损伤;当功率密度为 1900 W/cm^2 时,7 只肾脏中有 6 只肾脏出现了小于 1 cm 的组织损伤。

2013 年,哈珀(Harper)等将 26 枚尿结石和人造石放置于 8 只猪肾中盏和下盏,使用第二代超声排石设备,结果显示 65%(17/26)结石发生移动并移出肾盏,其余 9 枚结石也发生了移动,但移动的距离有限。试验中猪未出现肉眼血尿和肾功能损害,病理检查未见肾脏组织结构损伤。在上述安全性和有效性的研究的基础上,哈珀等在 2016 年,又进行了超声排石的临床研究,采用超声排石技术促进小结石排出、改变较大的梗阻性结石的位置。

三、凝胶法

凝胶法用于在术中取出结石碎片,有自体血凝块法和生物凝胶法两种。2008 年,自体血凝块法最初用于肾下盏结石输尿管软镜碎石。2014 年,克卢捷(Cloutier)等人将自体血凝块法用于取出小结石。从患者上肢抽出 10 mL 静脉血液,通过输尿管鞘缓慢注入集合系统中,等 5 ~ 10 min、待血凝块形成,同时结石碎片被凝集在血凝块中。然后,在直视用套石篮将血凝块和结石碎片一并取出。自体血凝块法可能会影响手术视野给术者造成困难。

生物凝胶法是在手术过程中将一种组织相容的生物凝胶注入肾脏集合系统内,用于凝聚结石碎片并将其取出的方法。组织相容的生物凝胶以多糖成分为主,37 ℃时可形成凝胶块。生物凝胶法是形成凝胶一结石复合物,再将复合物取出的取石方法。海恩(Hein)等人发明了生物凝胶法,他们将猪肾脏固定于 37 ℃生理盐水的水槽中。将一根长 35 cm 的 14Fr/16Fr 输尿管鞘插入肾脏模型的上段输尿管并缝合固定,用作工作通道。总共进行了 30 次试验,每次试验时,将 30 枚结石(<1 mm)通过肾脏小切口放置于肾下盏。其中 15 次试验使用新型的生物凝胶法取石。

凝胶法取石简单、可行,且价格便宜。该方法可提高清石率,缩短手术时间、减少多次进镜引起的输尿管损伤。

四、超顺磁性氧化铁纳米颗粒法

草酸钙结石表面带有多个正电荷,因此,带有羧基侧链的氨基酸可以轻易地通过离子键结合到结石表面。超顺磁性氧化铁纳米颗粒(superparamagnetic iron oxide particles,Fe-MP)是一种氧化铁颗粒。将 Fe-MP 内嵌在聚苯乙烯基质中,外侧再用专有的氨基酸包裹,这样就可以将 Fe-MP 通过离子键结合到人类草酸钙结石表面。通过这种方式,可以用 Fe-MP 将结石碎片磁化。2010 年,美国得克萨斯大学的 Tracy 等创造了磁化技术取出结石的方法。该法使结石具有磁性,然后借助带有磁性的取石工具将结石移出。Tracy 等人将 140 枚草酸钙结石(1～3 mm)放置在浓度为 1.0 mg/mL 的 Fe-MP 溶液中过夜孵化,使 Fe-MP 与结石充分结合,使结石磁化、具有磁性。使用 8 Fr 磁性取石工具,磁性取石工具的磁力是 0.35 T,它由永久性软磁铁做成。在所有的试验中,当磁性取石工具距离结石不到 1 mm 时,结石立即被吸走。

超顺磁性氧化铁纳米颗粒法正处在研究的初期。现有的研究示 Fe-MP 仅对含钙结石有磁化作用,对非含钙结石可能无效,如鸟粪石、尿酸结石。

五、药物排石法

结石自排主要受两人类因素的影响:①病理因素,包括上尿路的感染、水肿和痉挛,这也正是药物治疗的针对所在;②结石因素,包括结石的大小、形状、位置及相关的上尿路解剖结构。其中,结石的大小是影响排石自排的主要因素。一项调查表明,<4 mm 的结石自排率约为 90%,但宽度>7 mm 的结石自排率仅 30%。结石部位也是影响结石自排的因素,近段输尿管结石的自排率为 22%;中段为 46%;远段为 71%。

常见的药物排石疗法有:①α_1 受体阻滞剂,主要应用坦索罗辛治疗输尿管下段结石(图 2-1)。②钙离子通道阻滞剂,由于硝苯地平的副作用较少,可用于全段输尿管结石的治疗。③前列腺素合成酶抑制剂,虽其排石作用难以定论,但双氯芬酸钠控制肾绞痛的疗效已被肯定,并作为首选镇痛药被纳入欧洲泌尿学会的尿石症治疗指南。④激素类药物,尤其是类固醇皮质激素,具有良好的抗炎、抗水肿作用,可以与其他排石药物联合应用来提高排石疗效。

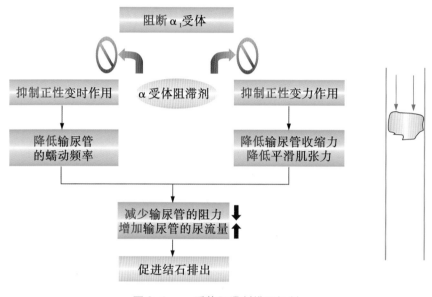

图 2-1 α_1 受体阻滞剂排石机制

六、物理振动排石技术

物理振动排石技术是应用体外物理振动排石机进行排石的操作。排石机主要由主振子、副振子、可调节床体和结石影像定位系统四部分组成。体外物理振动排石(EPVL)是一种主动排石技术。其原理主要是通过改变患者体位,利用振动、重力及推动等多重作用加快小结石或残余结石的清除,提高清石率,缓解肾绞痛。体外物理振动排石机排石可产生多种效应,如悬浮效应、推动效应、流体涡流效应以及重力导向效应,在这些效应作用下可对尿结石产生松绑作用、驱动作用及碎石作用。

现代排石机主要采用电子技术和计算机控制技术,能够实现自动控制和个性化治疗。例如,激光排石机、射频排石机、高强度聚焦超声排石机等,这些新型设备可以精确地定位结石位置,同时也能够减少对周围组织的伤害,提高了治疗效果和安全性。总之,泌尿系结石排石技术的发展经历了上千年,实现了从人工操作到机械化、数字化的发展过程,而现代的排石设备更加注重技术创新和高效率、低损伤的操作方式,积极向无创目标迈进,也真正开始了泌尿系结石管理由被动排石向主动快速排石的理念转变。

（吕建林　曾国华）

第二章

物理振动排石机的研发背景与历程

第一节 研究背景

20 世纪 80 年代,体外冲击波碎石(ESWL)机的问世,使泌尿系结石的治疗发生了革命性的变化,体外冲击波碎石机被誉为 20 世纪三大医疗发明之一。既往许多必须开放手术治疗的结石患者,可以通过体外冲击波碎石治疗,使结石排出体外,避免了手术创伤和痛苦。与此同时,结石的腔镜治疗技术也随着医疗设备的发展进入了初期探索阶段。1976 年国外有了经皮肾取石成功的正式报道,1981 年报道了经皮肾超声碎石成功的案例,之后经皮肾技术在欧美各国迅速发展。1984 年我国开始有经皮肾成功案例报道,2000 年后我国经皮肾镜碎石术(PCNL)进入了快速发展并普及阶段,2010 年左右,全国较大医院基本普及经皮肾技术。输尿管软镜自从 1964 年被 Marshall 教授首次运用观察输尿管结石之后,其软镜及相关辅助设备的制造技术有了快速的进展。1996 年我国学者报道了输尿管软镜在上尿路疾病中的诊断应用,2002 年报道了输尿管软镜下钬激光碎石术(RIRS),2005—2010 年间,输尿管软镜技术在我国逐渐被推广普及。至此,泌尿系结石的治疗局面发生了根本变化,既往开放手术绝大多数被 ESWL 和腔内碎石手术所替代。

开放手术年代,术后残石即被认为是手术失败,ESWL、腔内手术时代,术后残石变成了常态。因为 ESWL 和 RIRS 的治疗原理是将结石粉碎,术后要靠患者自行排石,医生能够帮助患者使用的排石方法有多饮水、多运动、倒立、口服药物等,但术后残石何时能排出,是否能排出,能排出多少无法预测,并且最后往往有部分患者无法彻底排出残石,影响了治疗效果,同时也导致了结石的复发率大大提高,严重降低了患者的满意度。此时,临床尚无规范排石设备或工具,来帮助患者解决这一问题。

第二节　研发历程

2008 年初郑州大学第二附属医院许长宝教授,与时任郑州富健达医疗器械有限公司总经理曹富建先生讨论了该问题,产生一想法,能否制造一款可以帮助患者排石的机器呢?两人当即决定付诸行动。第一步,开始查阅文献,多方咨询,四处求教。此过程中得知一退休老军医在民间,利用自己自制的工具和方法开展排石工作,在其周边有一定声誉,遂前去拜访求教,拟合作一起研发排石机,但因为医学理念的不同,未能合作成功。尽管双方未能合作,但从老军医行医的过程中,研发团队看到了临床排石工作的价值和意义,遂更加坚定了研发排石设备的决心。

2008 年下半年,排石机研发实验室正式成立,聘请工程师和技术工人,由郑州大学物理工程学院专家团队提供技术支持,设计排石振子模型。一年内,先后采用不同形式波源、不同参数振波,制造出十几个排石振子模型样机,体外试验效果均不理想。2009 年到 2010 年 5 月间,又得到原机械工业部郑州机械研究所振动室的帮助,一起进行研发,其间多次到清华大学、北京师范大学等高校,请教物理学和机械工程学专家。3 年时间,花费了将近 500 万元的研究经费,但未能制造出理想排石振子模型,研究陷入困境。

2010 年 5 月,因为投入过大,未有成效,在准备结束项目的一次聚会上,一位博士生提出来一个设想,工程师们经过讨论认为可以试试,决定"最后"一次再造排石振子模型,结果奇迹出现,体外试验看到了振子明显推动结石位移的效果,之后进行了一系列的动物试验,验证了该振子对肾脏、输尿管及邻近器官的安全性。

2010 年底以此振子模型为基础,正式生产出两台排石机样机,2011 年 2 月 28 日前完成了医疗器械三期临床试验准备工作,2011 年 3 月—2011 年 11 月分别在郑州大学第二附属医院和河南中医药大学第一附属医院开展了三期临床试验,因当时输尿管软镜技术在河南尚未普及开展,三期临床入组患者均是 ESWL 术后患者和小结石患者,三期临床试验结论显示了排石机良好的有效性和安全性。2012 年 8 月 31 日正式取得了医疗器械注册证。

排石机研发成功后,许长宝教授和曹富建先生一起到武汉,向时任中华医学会泌尿外科学会主任委员叶章群教授做了汇报。叶章群教授高度重视民族企业原创研发设备,亲自带领武汉同济医院周四维教授、陈志强教授等到郑州大学第二附属医院实地考察,亲眼看见了体外冲击波碎石术后和输尿管软镜术后患者经过排石机治疗,当时均可见残石排出。叶章群教授非常高兴,充分肯定了排石机的功效,说:"过去在泌尿外科排石领域,排石几乎是空白,我们医生帮助患者排石所做的事情,几乎没有实质性的工作。不管这台机器是否能帮患者一次性排干净结石,但下了排石机就能有残石排出,这已经是一个了不起的进步,是我们民族企业的创新,也是对我们中国结石界的贡献。"随后,广州医科大学第一附属医院副院长曾国华教授等也亲自到郑州实地考察,对排石机和排石技术给予了充分的肯定。

有关排石机的作用原理方面,首先存在震波、还是振波的争论,此后在物理学家对排石机分析后,认为那是一种震动,但是"震动"两字表述排石机的意境还是不足,最后经专家委员会认定为"振动"更为贴切。

第三节　循证研究

在充分肯定了排石机的功效后,叶章群主任委员进一步指示"不能只看临床效果,要做循证医学证据研究"。许长宝教授研究团队首先开展了一个单中心、前瞻性、临床随机对照研究,对物理振动排石机在上尿路结石体外冲击波碎石后的排石作用进行了研究,取得了满意的效果,文章发表在《中华泌尿外科杂志》2013 年第 8 期。然而,为了适合《中华泌尿外科杂志》发表文章的要求,需要对"体外物理振动排石术"进行了英文命名。多方讨论最后定下了"External Physical Vibration Lithecbole",缩写(简称)EPVL。

为了进一步验证设备的有效性和安全性,2014 年 4 月 7 日叶章群主任委员组织全国结石学组部分专家对体外物理振动机的工作原理进行了讨论,并组织了由曾国华教授为组长,八家医院参与的全国多中心、前瞻性、临床随机对照研究,八家医院分别是:广州医科大学第一附属医院、郑州大学第二附属医院、江苏省中医院、武汉大学人民医院、湖北省中医院、华中科技大学同济医院、桂林 181 医院和湖州市人民医院。研究持续了近 3 年时间,取得了令人满意的结果,相关研究成果 2017 年发表在 *The Journal of Urology*,2018 年发表在 *World Journal of Urology*。这是第一次向国际同道介绍了中国学者自主研发的物理振动排石技术,得到了国际结石界的认可。基于上尿路结石排石技术的进展,以叶章群教授为首的中国泌尿外科结石界首次提出"主动排石"理念,并逐渐得到了国际结石领域的认可。

输尿管软镜术后物理振动排石的效果也得到了肯定,然而,何时是最佳排石时间? 郑州大学第二附属医院、湖州市人民医院、江苏省中医药、华中科技大学同济医院及广州医科大学第一附属医院进行了一项多中心、前瞻性、临床随机对照研究,其研究成果在 2020 年 *Urolithiasis* 上发表,提出了从提高排石率、降低并发症两方面考虑，输尿管软镜术后 3 天是最佳排石时间。

近些年，我国学者在临床使用物理振动排石机的过程中，也陆续对物理振动排石机开展了多方面的研究，在国内外期刊发表了大量的研究文章，国际会议也多次进行总结报道，引起了国外专家的关注和肯定。2020 年，欧洲泌尿外科学会结石学组秘书长 Kemal Sarica 教授在 *Urolithiasis* 专门撰写文章"Effective and quick discharge of residual fragments after minimal invasive stone procedures with EPVL modality：a new and promising approach"，以一个国际同道的视角介绍了中国原研物理振动排石机。

2022 年 8 月 12 日，物理振动排石机上市十周年庆典在郑州隆重举行，这是我国学者自主研发的、改变了排石理念的设备，问世后从被质疑、被认识到被认可三个阶段，整整经历了十年的时间，正可谓"十年磨一剑"。目前物理振动排石机已经成为结石治疗领域有效的辅助排石工具，为提高结石净石率、提高患者满意度做出了突出贡献。

（许长宝）

第三章

物理振动排石机的工作原理

在现代医学中,应用自然界和人工的各种物理因子,如电、光、声、磁、冷、热、机械和放射能等作用于机体,以预防和治疗疾病的方法,称为物理疗法或理学疗法。物理振动排石机的治疗作用是一种物理疗法。

第一节 物理机制

振动与波是横跨物理学各分支学科的最基本的运动形式。一个物理量在某一确定值附近随时间做周期性变化,则该物理量的运动形式称为振动。物体离开平衡位置的位移按余弦函数(或正弦函数)的规律随时间变化,这样的振动称为简谐振动(图3-1)。

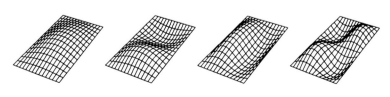

图3-1 简谐振动

体外物理振动排石机主要由主振子、副振子、可调节床体和结石影像定位系统四部分组成(图3-2)。其工作原理是:物理振动排石机采用多方位物理简谐振动惯性引导技术来实现结石的主动排出。具体通过以下几个作用机制的配合工作,使结石快速主动排出体外。

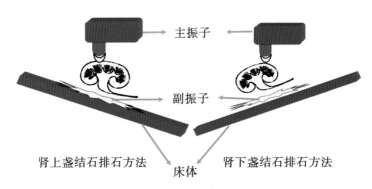

图 3-2　物理振动排石机工作原理示意

一、副振子的水平简谐振动

副振子器固定于床体中上部,主要由振动电机、偏心轮、振动盘和减震器等部件组成。副振子器产生的是水平旋转式简谐振动,首先由振动电机带动偏心轮进行高速旋转,形成水平圆周各方向上的位移量,偏心轮将位移量传递给振动盘,振动盘在减震器的支撑和限制下,进行旋转高频简谐振动(图3-3)。由副振子的结构组成和工作原理可推导出其产出的水平振动为简谐振动,其在空间传递时形成的波动为简谐波,波函数为正弦或余弦函数形式,波形如图3-4所示。

简谐波的表达方式:以 x 表示位移,T 表示时间,这种振动的数学表达式为:

$$x = A\sin(\omega_n T + \varphi)$$

式中 A 为位移 x 的最大值,称为振幅,它表示振动的强度;ω_n 表示每秒振动的幅角增量,称为角频率,也称圆频率;φ 称为初相位。以 $f = \omega_n / 2\pi$ 表示每秒振动的周数,称为频率;它的倒数,$T = 1/f$,表示振动一周所需的时间,称为周期。振幅 A、频率 f(或角频率 ω_n)、φ 初相位,称为简谐振动三要素。

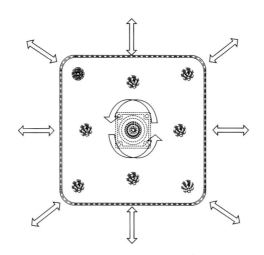

图 3-3　副振子水平简谐振动示意

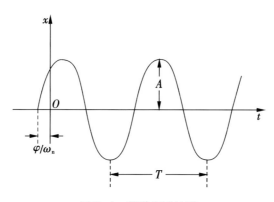

图 3-4　简谐振动波形

简谐波在空间中传播时,其相位各点连结成的曲面称波面,波所到达的前沿各点连结成的曲面必定是等相面,称波前或波阵面。常根据波面的形状把波动分为平面波、球面波和柱面波等,它们的波面依次为平面、球面和圆柱面。副振子器产品的振动波就是一种平面简谐振动波。

当一颗石子落在一个处于圆周振动状态的筛子上时,石子会依靠自身的重量和惯性与筛体产生相对移动,形成自己的移动轨迹和移动速度,相对于筛体做近似椭圆的运动。

同理,副振子器好比这个筛子,而结石就是这颗石子。首先由副振子器产生高频水平简谐振动波,直接作用于人体肾脏下部,由于结石和周边组织及液体在成分、密度和质量上的不同,其对简谐振动波的振动响应各有不同。当简谐振动波通过人体组织传导至体内结石处时,质量和密度更大的结石惯性更大,振动响应更加明显,其移动速度会更快,就会同周边组织及液体发生相对位移,使结石与腔体离隙;再加上结石本身处于一个液体包裹的密闭环境中,通过流体动力作用,在振动和位移的过程中就会形成离心涡流效应、悬浮效应和下旋沉积效应,像一个漩涡一样,将结石悬浮于液体空间并处于离心、混淆和不断下沉的状态,形成结石的可移动条件。

二、主振子的轴向简谐振动

主振子器主要由振动电机、偏心轮、轴套和振动头等部件组成。主振子器产生的是轴向高频简谐振动,首先由振动电机带动偏心轮进行高速旋转,形成圆周各方向上的位移量,然后通过轴套及传动机构,将圆周位移量转化为轴向的振动并传递给振动头,振动头通过人体组织将振动能量传导至治疗区域。根据主振子器的结构组成及工作原理,可推导出其产生的振动波源是一种球面简谐振动波,其振动频率高、能量大,导向性比较强,对结石的靶向推动作用力较大。

主振子在排石过程中主要发挥了两种功能:首先,由主振子器产生轴向高频简谐振动波,直接作用于人体表面肾区及输尿管结石移行的后方,应用高频振动对结石所在脏器体表给以直接的体外适当按压,使结石与腔体进一步分离而游离于液体空间中;而后,根据结石形状和分布情况,通过定点、定向对结石前进部位进行激励,为游离的结石提供轴向促推作用力,促推结石沿着人体生理腔隙(肾小盏、肾大盏、肾盂、输尿管、膀胱)排出体外,达到主动排石的目的。

二、多维调节床辅助惯性引导

多维调节床具备不同方向上的倾斜能力(图3-5),以便于形成有利于结石排出的治疗体位。

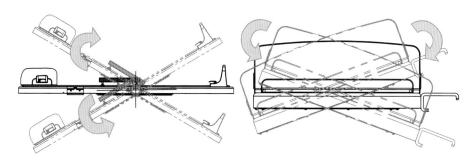

图3-5　可调节床体及倾斜示意

结石位于密闭的液体空间中,依靠自身重力和振动器的推力沿着人体生理腔隙移动,这一运动可看作是一个典型的流体力学模型,按照流体动力学的规律,移动通道的坡度越大,流体动力效能越大;反之,坡度越小,其流体动力效能越小。因此,为最大限度地发挥流体动力的效能,充分利用结石自身的重力以及副振子器的下旋沉积效应,就要求在治疗时尽量保证移动通道有足够大的坡度。

通过人体解剖学对肾脏及其周边组织的了解,结合肾脏的形状及不同部位的特点(图3-6),如肾盂及输尿管的可扩张性、肾盂的漏斗形状态、肾及输尿管的泌尿和排泄功能等。在结石治疗过程中,首先应通过 B 超影像系统观察体内结石的位置、大小、形状等情况,然后根据上述情况,适时调整床面倾斜角度,使患者处于有利排石的体位,从而理顺结石滑移线路,确保肾盂和输尿管始终朝向下方,使柔性腔体内壁阻力最小,最后在万有引力作用下,结合主振子的促推作用和副振子的离心涡流及下旋沉积效应,促使结石向下运动,直至排出体外。

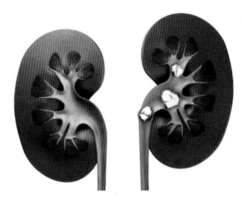

图 3-6　肾脏结构及结石位置示意

第二节　物理效应

有关物理振动排石机的物理效应的学说主要有四方面,即悬浮效应、推动效应、流体涡流效应以及重力导向效应,这四种效应产生的基础是简谐振动惯性引导技术。EPVL 主要是应用简谐振动惯性引导技术进行物理振动排石,对泌尿系结石的作用效果有三点,即松绑作用、驱动作用及碎石作用。

一、悬浮效应

副振子的主要设置是简谐振动激发器,可以发出水平简谐振动波,产生横向加速度,使肾脏或输尿管结石由于自身惯性与腔体产生间隙,促进结石游离与分散,扩充通道滑移空间,从而使结石悬浮于液体中(悬浮效应)(图 3-7)。

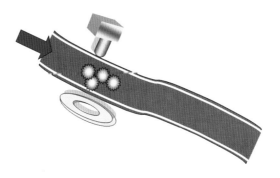

图 3-7 副振波源可以产生离心振动作用

二、推动效应

主振子可以产生高能驱动作用。主振子产生人体舒适适度范围内的轴向简谐波。通过对结石前进的推动,使结石产生前向运动,并在自身惯性作用下沿腔体轴向滑移(图 3-8)。

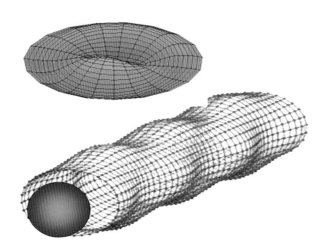

图 3-8 主振波源可以产生高能驱动作用

三、流体涡流效应

主副振子协同作用可以产生共振及流体的涡流效应。主副振子协同作用就如在生活中,用手摩擦铜盆时,铜盆会随着摩擦的频率产生振动(图3-9、图3-10)。

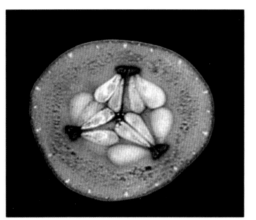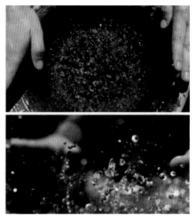

图3-9　摩擦铜盆会随着摩擦的频率产生振动

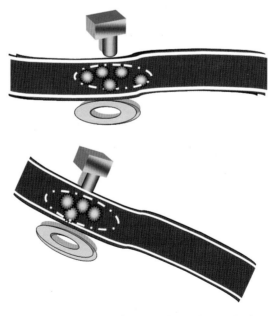

图3-10　主副振子协同作用产生流体涡流效应

四、重力导向效应

倒置排石床可产生自身重力导向。这是因为体外物理排石机的床体可以根据结石的位置及腔体曲折程度进行调节，保证肾盂或输尿管腔体内壁阻力小，结石排出路径顺畅（图 3-11～图 3-13）。

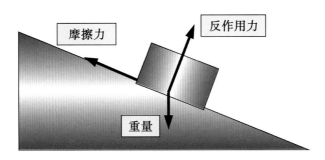

图 3-11　倒置排石床可产生自身重力导向

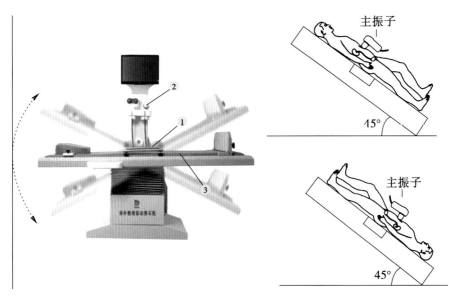

图 3-12　排石床产生自身重力导向示意

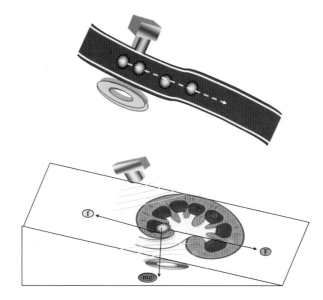

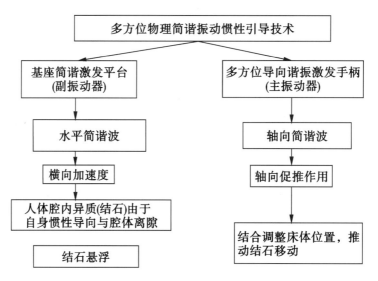

图 3-13 排石床倒置输尿管内结石产生自身重力导向效应

```
              多方位物理简谐振动惯性引导技术
                           │
            ┌──────────────┴──────────────┐
            ↓                              ↓
     基座简谐激发平台                 多方位导向谐振激发手柄
      (副振动器)                       (主振动器)
            │                              │
            ↓                              ↓
       水平简谐波                        轴向简谐波
            │                              │
            ↓                              ↓
       横向加速度                       轴向促推作用
            │                              │
            ↓                              ↓
  人体腔内异质(结石)由于              结合调整床体位置，推
  自身惯性导向与腔体离隙              动结石移动
            ↓
       结石悬浮
```

图 3-14 简谐振动惯性引导技术

（许长宝　曹富建　周　博）

第四章

物理振动排石机的升级与换代

随着科学技术的进步,体外物理振动排石机也不断地得到提升与进步。回顾物理振动排石机系列产品的迭代历史,在对应的空间背景下都有重要价值。Friend-I型体外物理振动排石机作为首款体外振动排石的设备,首次实现了主动排石的理念,为结石的治疗开创了新的治疗方法,在结石排石治疗领域具有里程碑的意义。

第一节　物理振动排石机迭代更新

一、Friend-I型体外物理振动排石机

2012年,国内首款体外主动排石设备——Friend-I型体外物理振动排石机成功上市,首次实现了泌尿系结石主动排石的新理念。

（一）产品结构和组成

Friend-I型体外物理振动排石机的主要组件如图4-1所示。

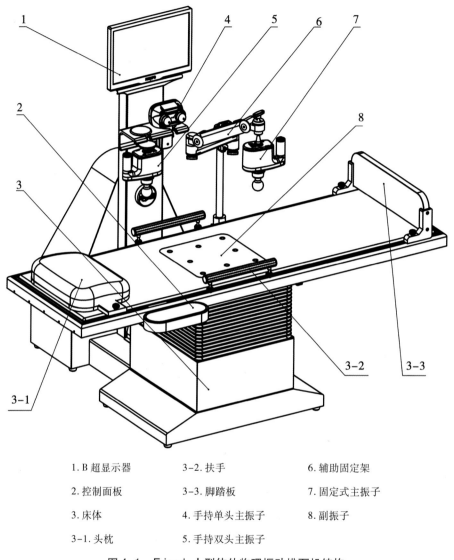

1. B超显示器	3-2. 扶手	6. 辅助固定架
2. 控制面板	3-3. 脚踏板	7. 固定式主振子
3. 床体	4. 手持单头主振子	8. 副振子
3-1. 头枕	5. 手持双头主振子	

图 4-1 Friend-Ⅰ型体外物理振动排石机结构

(二)产品功能和性能

Friend-Ⅰ型排石机的主要功能和性能如下。

(1)床体可实现前后倾斜,倾斜最大角度±23°,最大承重 150 kg。

(2)床体具有自动运行模式和一键平衡功能。

（3）头枕、扶手、脚踏板均可沿床框轨道手动进行位置调节，头枕可调节距离 300 mm；扶手、脚踏板可调节距离 900 mm。

（4）单头主振子振动头直径 50 mm，振动幅度 5 mm，振动频率分低、中、高三个档位，覆盖 30～60 Hz。

（5）双头主振子振动头直径 45 mm，振动幅度 5 mm，振动频率分低、高两个档位，覆盖 40～60 Hz。

（6）副振子为正方形振动盘，尺寸为 380 mm×380 mm，振动幅度 5 mm，振动频率分低、中、高三个档位，覆盖 20～40 Hz。

（三）床体

Friend-Ⅰ型排石机的床体主要由床框、床板、头枕、脚踏板、扶手、安全带、风琴罩、底座等组成（图 4-2）。

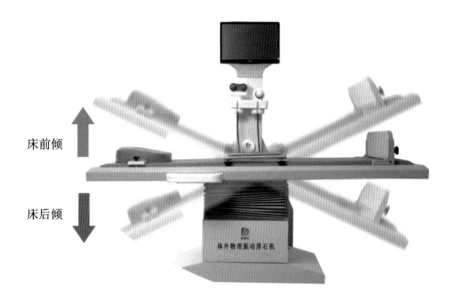

图 4-2　床体

床体的头枕、扶手和脚踏板位置均可进行手动调节，头枕可调节距离 300 mm，扶手、脚踏板可调节距离 900 mm，满足不同身高患者的需求。整个床面通过动力单元驱动，在最大承重 150 kg 负载的情况下，可实现最大角度

±23°的前后倾斜,满足排石过程中所需的体位要求。

为方便医生操作,满足治疗流程的需求,该机型的床体设置了自动运行模式和一键平衡功能。开启自动模式,床体可在+23°至-23°的倾斜范围内自动运行,结束治疗后,点按床体复位按键,床体可自动恢复至水平位置。

（四）主振子

该设备配备有单/双头两个手持主振子（图4-3）,振动头直径分别为50 mm和40 mm,振动幅度均为5 mm,振动频率覆盖30～60 Hz。

在排石治疗过程中,主振子负责产生轴向促推力,推动结石移动。主振子振动头的运动方式为上下直线振动,由电机带动偏心轮的旋转来完成,振动频率由调速器所控制。单头主振子在其振动频率区间内分三个档位（高频、中频、低频）,可根据患者年龄、体重以及结石的位置、大小等情况,有选择地确定振动频率。双头主振子的波振动频率则分为低频和高频两种:低频振波常用于少数泥沙性结石的排石治疗,高频振波由于对结石的靶向推动作用大,可应用于大多数结石的排石治疗。

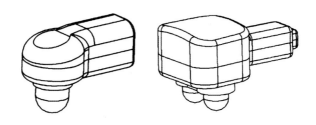

图4-3　单/双头主振子

（五）副振子

副振子位于床体中上部,对应人体肾脏的位置,排石过程中主要负责提供水平简谐振动波,带动肾脏组织进行圆周筛式振动（图4-4）。副振子的水平简谐振动由电机带动偏心轮的旋转来完成,频率由调速器控制。其外形为方形振动盘,尺寸为380 mm×380 mm,振动幅度为5 mm,振动频率分低、中、高三个档位,覆盖 20～40 Hz,可满足不同体重和不同治疗场景下的排石需求。

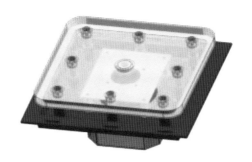

图 4-4 副振子

（六）影像辅助系统

B 超成像在振动排石过程中发挥着重要作用。在排石前需通过影像确定结石位置及大小,排石过程中需通过影像不间断探查结石位置的变化情况,排石后需通过影像评估排石效果。然而较多的 B 超设备显示屏幕位置较低,且只能布置在床体侧面,对医生在排石过程中观察图像造成了一定的不便。

为解决上述问题,Friend-I 型体外物理振动排石机在床体后侧、医生站立位正前方眼部高度位置配置了高清显示屏,可与 B 超设备进行图像连接,实时输出高清影像,方便医生在治疗过程中观察结石处影像。

二、Friend-II 型体外物理振动排石机

Friend-I 型排石机的成功应用打开了体外主动排石的大门,为结石的治疗提供了新的方法,但经过几年的实际操作和临床效果跟踪后发现,设备自身存在一些不足,例如设备操作工作强度大、针对复杂病况处理能力不足、自动化水平低等。为解决上述问题,研发人员结合专家和操作人员的需求和建议,开始了新设备的研究。经过多方的共同努力,Friend-II 型体外物理振动排石机于 2017 年 9 月成功上市。

（一）产品结构和组成

Friend-Ⅱ型排石机的主要组件如图 4-5 所示。

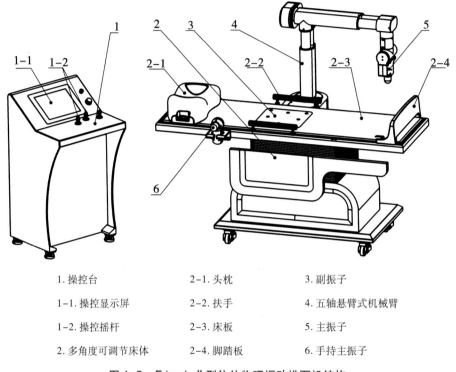

1. 操控台
1-1. 操控显示屏
1-2. 操控摇杆
2. 多角度可调节床体

2-1. 头枕
2-2. 扶手
2-3. 床板
2-4. 脚踏板

3. 副振子
4. 五轴悬臂式机械臂
5. 主振子
6. 手持主振子

图 4-5　Friend-Ⅱ型体外物理振动排石机结构

（二）产品功能和性能

Friend-Ⅱ型排石机增加的主要功能和性能如下。

（1）多角度可调节床体可实现前后倾斜和左右倾斜，前后倾最大角度 ±30°，左右倾最大角度 ±15°。

（2）增加悬臂式机械臂，具有旋转、伸缩等五个自由度的调节和锁定功能，实现了排石的自动化运行。

（3）主振子振动头直径 50 mm，振动幅度 5 mm，振动频率可实现无级变速，覆盖 0~60 Hz。

（4）副振子为长方形振动盘，尺寸为 380 mm×380 mm，振动幅度 5 mm，振动频率可实现无级变速，覆盖 0～40 Hz。

（三）多角度可调节床体

经过几年的实际临床使用，Friend-Ⅰ型排石机的床体暴露出其设计上的一些不足，例如其倾斜角度最大只有±23°，且只能进行前后倾斜等。在处理一些复杂的结石病症（如肾下盏结石、输尿管结石）时，单个方向的床体倾斜和现有倾斜角度，在治疗时不能很好地引导结石的有效移动。因此，研发人员开始了可复合运动床体的设计和研制，推出了新一代的多角度可调节床体（图4-6）。

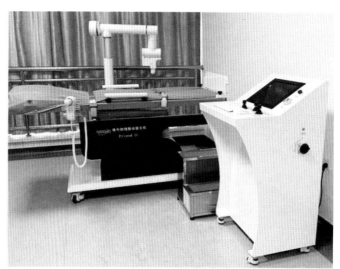

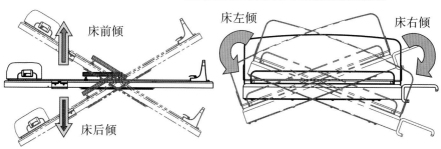

图4-6　多角度可调节床体

在对 Friend-Ⅱ型排石机的多角度可调节床体进行研发时,首先确立了增加左右倾斜和复合运动的功能,共计提供八个方位倾斜的设计方案,结合实际治疗需要,将倾斜角度设定为前后倾斜最大角度±30°,左右倾斜最大角度±20°。该倾斜范围可满足大多数结石病况的治疗需求,同时也能保证患者的舒适度,降低不良反应发生的风险。

(四)五轴悬臂式机械臂

Friend-Ⅰ型排石机的另一个突出不足是操作强度较大,单个病例治疗过程中平均手持按压时间累计为 15~20 min,每天多个患者的状况下,医生需长时间按压主振子,高频率的振动和持续的按压易造成手腕、手臂和肩膀的酸痛,长时间被迫接受振动也易使医生产生厌烦心理,对设备产生厌恶感,影响心理健康。辅助固定架虽然能降低部分工作强度,但整个调整过程较为烦琐,治疗中需根据结石位置多次微调,且无法完全解放双手,拉长了整个治疗时间,影响了治疗的工作效率。为弥补上述的不足,为操作者带来更加便捷省力的操作方法,研发人员在结合专家提出的"机器人协助治疗"的设计概念,综合考虑了使用场景、功能要求、使用人员习惯等因素后,开始了电动式机械臂的研制。经自主开发,首代五轴悬臂式机械臂试验成功。

五轴悬臂式机械臂在排石过程中负责完成按压和助推主振子的动作,不仅可完全替代医生手动操作,解决操作强度大、易疲劳的问题,而且可提供更大的按压力度,助推动作也更加顺畅,从而增大了振动波的传播深度,提升了排石效果。

(五)操控系统

在 Friend-Ⅰ型排石机的研发过程中,基于当时的研发水平和初始功能,其操控方式采用了纯物理按键的方法进行,只有少量的指示灯和蜂鸣器作为操作响应,只能进行简单的人机交互。

在 Friend-Ⅱ型排石机上,为实现"多角度可调节床体"和"五轴悬臂式机械臂"的精密控制并实现设备数字化的升级,在研发时采用了"操控大屏一体机+物理摇杆"相结合的技术方案,实现了触屏操控、键盘输入和鼠标控制等人机交互功能。Friend-Ⅱ型排石机的操控台增加了触控大屏一体机、控制摇杆和控制旋钮等操作部件,在屏幕中设计了多个操作界面,划分了多个功能操作模块和数据显示区域,通过 Windows 操作系统和自研伺服控制程序的配合,实现了"多角度可调节床体"和"五轴悬臂式机械臂"的精准控制,以及主振子和副振子频率的无级变速功能,可根据不同病况,自由设定床体自动运行的最大倾斜角度、自动运行时间、主/副振子的自动治疗时间等治疗参数,为排石提供了更多的智能治疗方案,带来了更加直观的人机交互感受。

由于触摸屏的加入,该系统实现了设备的数字化,操作人员通过屏幕可实时查看机械臂各关节的运行参数、床体各方位的倾斜角度以及振动器的工作频率、工作时间等数据,提升操作便利性的同时为结石的治疗提供了数据支撑和技术积累,奠定了大数据分析的基础。Friend-Ⅱ型体外物理振动排石机增加了"多角度可调节床体""五轴悬臂式机械臂""操控大屏一体机"等创新型组件,采用机械臂代替医生手动操作主振子,第一次引入了机器人协助治疗的概念,实现了设备和治疗的数字化和自动化,在减轻工作强度的同时,为操作者带来了全新的操作方法和使用体验。

三、Friend-Ⅱ Plus 型体外物理振动排石机

Friend-Ⅱ型排石机加入了电动机械臂,解放了医生的双手,但在使用过程中也暴露出一些缺点,如机械臂姿态调整时操作不够便捷、只能单个依次进行、运行速度慢、调整耗时较长等。另外 Friend-Ⅱ型排石机床体高度偏高,不便于患者上下床以及医生进行 B 超检查等。为改善上述情况,经研发人员的不断创新,成功研制了 Friend-Ⅱ Plus 型物理振动排石机。该机型引入了"床体液压调控系统"和"六轴协作排石机器人",实现了床体的升降和机械臂的一键操控,提升了设备的操作性和智能性。

(一)产品结构和组成

Friend-Ⅱ Plus 型排石机的主要组件如图 4-7 所示。

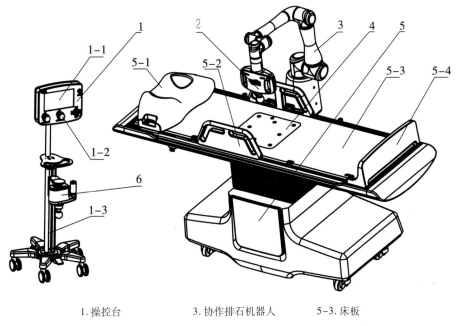

1. 操控台	3. 协作排石机器人	5-3. 床板
1-1. 操控显示屏	4. 副振子	5-4. 脚踏板
1-2. 控制摇杆	5. 多角度可调节床体	6. 手持主振子
1-3. 移动台车	5-1. 头枕	
2. 机械臂主振子	5-2. 扶手	

图 4-7　Friend-Ⅱ Plus 型体外物理振动排石机结构

(二)产品功能和性能

Friend-Ⅱ Plus 型排石机增加的主要功能和性能如下。

(1)多角度调节床体可实现床体升降、前后倾和左右倾,前后倾最大角度±30°,左右倾最大角度±20°,可升降距离 200 mm。

(2)增加了六轴协作机器人,末端可实现空间全角度的一键自由拖拽和锁定。

(3)改进了主振子驱动电机和传动结构,最大按压力提升至 70 N。

（三）多角度调节床体

为保证床体最大倾斜角度达到±30°，Friend-Ⅱ型排石机床体的床面高度为950 mm，高度偏高，对于患者（特别是老年人）上下床造成了一定的不便，对部分医生操作B超探头也有一定的影响。因此，床体高度的可调节功能成了新设备的一项重要需求（图4-8）。

为实现床体高度的升降功能，Friend-ⅡPlus型排石机的多角度可调节床体采用了电动液压举升系统，通过多个液压缸的驱动，实现了前后倾、左右倾、上升下降以及复合运动等10个自由度的移动，在保证实现最大倾斜角度（前后倾±30°，左右倾±20°）不变的前提下，最低床面高度控制在了760 mm，解决了患者上下床的障碍。由于采用了电动液压举升系统，整体结构强度得到了增加，Friend-ⅡPlus型排石机的床体实现了最大600 kg的静止承重能力，各角度的倾斜运动也更加平稳，减少了床体的晃动量，能有效减轻患者治疗时的紧张感。

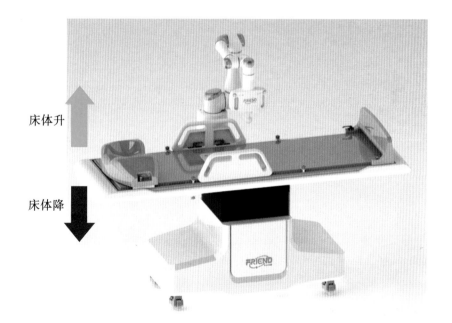

图4-8 Friend-Ⅱ型排石机床体

（四）协作排石机器人

在排石过程中,随着结石的移动,主振子振动头的位置和方向需要不断地进行变换,并不是一直不变的,因此就需要对机械臂的姿态进行不间断的调整。从 Friend-Ⅱ型排石机机械臂的操作方法上可以看出,悬臂式机械臂姿态调整的操作步骤有点烦琐,5 个支撑臂只能单个依次调整,想让振动头到达一个合适的位置,每次至少需要进行 5 次以上的调整,耗时较长,容易影响治疗进度;并且在操作时要求操作人员具有很强的空间判断能力,才能确认应该操控哪个摇杆和向哪个方向摆动,这往往需要经过长时间的练习才能熟练地完成机械臂的调整。为解决这一难题,研发人员创新性地引入了六轴协作机器人系统,将主振子与协作机器人进行了整合,推出了新一代的协作排石机器人。

如图 4-9 所示,协作排石机器人主体由 6 个可旋转关节组成,各关节由伺服电机驱动,可进行 360°旋转,末端安装有排石用主振子。

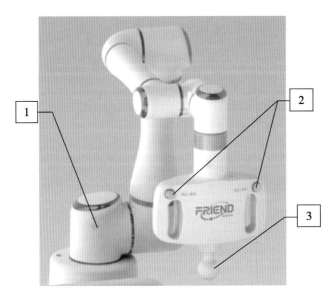

1.六轴协作机器人　2.拖动/锁定按钮　3.主振子头

图 4-9　协作排石机器人

　　机器人控制系统通过内置算法的分析,可根据末端受力情况,快速完成对运动趋势的判断,然后自动计算出各关节处的旋转方向和旋转速度,通过多关节的同时运行,实现末端主振子的快速拖拽和一键锁定。该套系统颠覆了以往机器臂的控制模式,启动后只需按下拖动/锁定按钮,便可直接零重力拖动主振子,机器人就能灵巧快速地到达指定位置,松开按钮,便可自动锁定,然后便可启动主振子进行治疗,在治疗过程中还可随时进行位置调整。整个操作过程,操作人员无须任何培训和操作技巧,零基础也可轻松掌握操作方法,基本无操作时间的浪费,提高了设备的运行效率和人机交互感受。

(五)主振子

　　在治疗中发现在某些特定情况下,如患者较胖,需提供较大按压力时,旧的主振子驱动力不足,易出现电机堵转、振动停止的现象,这就对主振子电机的扭矩以及传动结构提出了更高的要求(图4-10)。

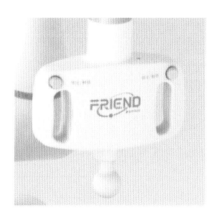

图4-10　机械臂主振子

　　新型的主振动器在保证振动幅度、振动频率和无级调节功能的基础上,针对内部结构进行了升级。首先将驱动电机升级为高扭矩的外转无刷电机,传导组件进行了强度优化,使振动强度达到了 7 kg 的最大压力;然后改进了滑动部分零件的材质,增加了耐磨性和抗热性能,解决了以往长时间运转后出现黑色粉末的问题;最后对振动部件进行了降噪处理,降低了整体的振动噪声。

Friend-Ⅱ型的手持主振子电机位于手柄内,因此整个手柄的外径较大,对于很多手掌不够大的操作人员来讲,不便于握持,且振动器可按压面积较小,不利于操作人员施力,影响了操作的握持姿势和排石效果(图4-11)。针对以上问题,Friend-ⅡPlus型手持主振子针对外形进行了全新的设计,增加了按压盘和手柄处的调速按钮,改进了握持方法(图4-12),实现了不用通过操作台可直接进行速度调节功能,提高了操作的便利性。

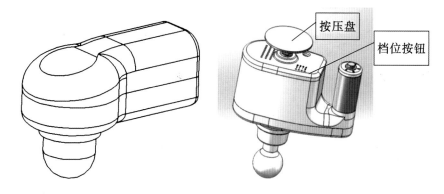

按压盘

档位按钮

图4-11 Friend-Ⅱ型手持主振子　　　图4-12 Friend-ⅡPlus型手持主振子

四、Friend-Ⅲ型体外物理振动排石机

协作排石机器人的加入,将人机协作这一可实际应用的方法引入到了主动排石领域,然而如何才能真正发挥机器人的智能性成了一个重要的研究课题。为了充分利用协作排石机器人的性能,开发更加智能化和自动化的设备,经研发团队和专家学者们的不断摸索,于2020年成功上市了Friend-Ⅲ型体外物理振动排石机,该机型融合了4D-Wave变频振源、智能辅助牵引、全方位姿态调整、自动治疗等多项技术,为结石排出带来了更加智能化的操作体验。

（一）产品结构和组成

Friend-Ⅲ型排石机的主要组件如图4-13所示。

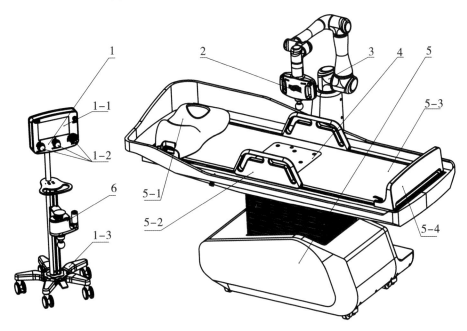

1. 操控台　　　　　3. 协作排石机器人　　5-3. 床板
1-1. 操控显示屏　　4. 副振子　　　　　　5-4. 脚踏板
1-2. 控制摇杆　　　5. 多角度可调节床体　6. 手持主振子
1-3. 移动台车　　　5-1. 头枕
2. 主振子　　　　　5-2. 扶手

图4-13　Friend-Ⅲ型排石机产品结构

（二）产品功能和性能

Friend-Ⅲ型排石机增加的主要功能和性能如下。

（1）多角度可调节床体增加了头枕和脚踏板的电动调节功能，头枕可调节距离200 mm，脚踏板可调节距离400 mm。

（2）协作机器人末端增加了六维力传感器。

（3）增加了视觉影像系统和多种类型传感器，实现自动治疗。

（4）操作系统和操作方式进行了优化。

(三)协作排石机器人

Friend-Ⅲ型排石机器人在机械臂的末端增加了六维力传感器,实现了机器人末端多方位的压力反馈,可实时感知振动头的受力情况,据此判断出振动器的治疗力度和治疗方向,从而实现对治疗强度的精准控制,在保证治疗安全的前提下,提高了治疗的速度。

协助排石机器人增加了治疗初始位置和治疗结束位置的自主设定功能,操作者可根据自己的喜好,自主设置治疗初始位置和治疗结束位置。患者躺上后,按下"准备治疗",床体可自动升高至设定高度,同时机器人可将主振子头自动运行至治疗初始位置,操作者只需进行轻微调整,即可开始治疗;治疗结束后,按下屏幕的"结束治疗",床体可自动平衡及下降至最低位置,同时机器人自动将振动头运行至"治疗结束"位置,方便患者离开设备。机器人在自动运行过程中,如遇到阻碍,机器人将自动停止并发出警报,保证使用人员的安全。

得益于六维力传感器及专用控制系统的支持,新款协作排石机器人有望实现完全自动化治疗的医用场景。根据 B 超或 X 线机影像探查结果,医生在示教模式下通过手动牵引或操作屏幕规划排石治疗路径后,机器人可在无人干预的情况下,通过治疗轨迹复现、自动压力调控、自动感应等手段使振动头按照最佳路径进行运动,实现全过程自动排石治疗。

(四)4D-Wave 变频振源

得益于自动感压和自动控压技术的不断进步,Friend-Ⅲ型的振动波源通过压力捕捉、压力分析和自动调控等措施,将机械臂主振子、副振子和手持振动器有机地结合在了一起,实现了振动波源可根据设定的能量值以及患者的受力情况,实时自动调整驱动频率和按压力度的目标,充分发挥副振子的离心、沉积、混淆作用和主振子的引导、助推作用,从而完成了 4D-Wave 的变频振动。

4D-Wave 变频振源可使振动能量像波浪一样连续不断地深入治疗部

位,依据不同治疗方案的设定参数,自动改变输出能量,从力度、深度、速度、方位等4个维度提升结石的振动响应,结石振动明显、推力精准、运动方向明晰,可有效提高排石效率。

(五)多角度可调节床体

为提升床体适用性,Friend-Ⅲ型排石机的多角度可调节床体在保证体位需求(前后倾、左右倾、升降)的前提下,进行了舒适度和适应性方面的升级。按照人体工程学,将床体长度增加了200 mm,副振子的位置进行了优化,使其可满足95%身高范围内患者的使用需求。同时增加了可电动调节的头枕和脚踏板,调节范围分别为200 mm和500 mm,可根据患者的身高自动调节头枕和脚踏板的位置,增加了设备的自动化水平(图4-14)。

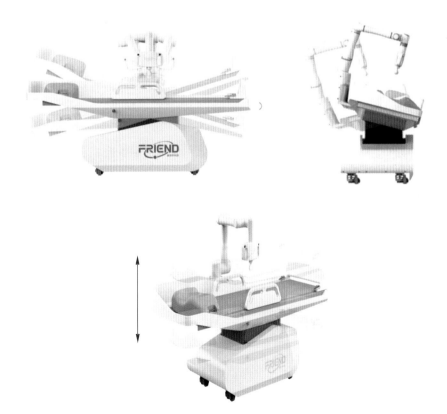

图4-14　多角度可调节床体(前后倾、左右倾、升降)

Friend-Ⅲ型排石机的床体中增加了多个传感器,可自动测量患者的身体特征。治疗前通过监测床体负载状态以及患者姿态、位置、体重、身高等相关数据,经数据分析后,人机交互系统可提醒患者调整自身姿态和位置,使患者处于最佳治疗体位。

(许长宝　曹富建　周　博)

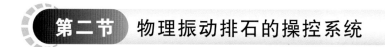

第二节　物理振动排石的操控系统

一、Friend-Ⅰ型体外物理振动排石机操控系统

Friend-Ⅰ型排石机的操控主要通过控制面板完成,面板布局如图4-15所示。

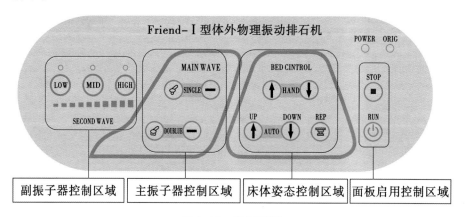

图4-15　控制面板

操控系统主要包括电源、驱动器、控制电路板、处理芯片和嵌入式程序等,通过控制面板上的物理按键,可实现对设备各个部件所有功能的操作。

具体按键功能及操作方法如下。

（一）机器上电和断电

机器电源开关位于机器电控箱的后上方。当┃一侧被按下时,船型开关背景灯亮起,机器电源被打开,同时控制面板"POWER"指示灯亮起;当◯一侧被按下时,机器电源被关闭,船型开关背景灯和控制面板"POWER"指示灯熄灭(图4-16)。

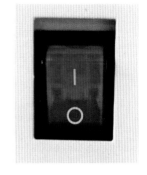

图4-16　电源开关

（二）面板启停键

	面板启用键 点按此键,面板右上角 ORIG 指示灯亮起,操控面板启用,所有按键进入可用状态,可开始对设备进行操控。
	面板停止键 点按此键,面板右上角 ORIG 指示灯熄灭,设备所有正在运行的功能停止,面板其他区域按键进入不可用状态。

（三）副振子器控制键

	低档转速控制键 操控面板启用后,点按此键,上端指示灯亮起,副振子器以低档设定频率进行圆周振动,再次点按此键,上端指示灯熄灭,振动器停止运行。
	中档转速控制键 操控面板启用后,点按此键,上端指示灯亮起,副振子器以中档设定频率进行圆周振动,再次点按此键,上端指示灯熄灭,振动器停止运行。
	高档转速控制键 操控面板启用后,点按此键,上端指示灯亮起,副振子器以高档设定频率进行圆周振动,再次点按此键,上端指示灯熄灭,振动器停止运行。

** 物理振动排石技术**

（四）单头主振子器控制键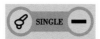

	单头主振子器调速键 操控面板启用后,点按此键,开启单头主振子器低档运行状态,再次点按,进入中档运行状态,再次点按,进入高档运行状态。
	单头主振子器停止键 主振子器运行过程中,点按此键,振动器进入停止状态。

（五）双头主振子器控制键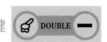

	双头主振子器调速键 操控面板启用后,点按此键,开启双头主振子器低档运行状态,再按点按,进入高档运行状态。
	双头主振子器停止键 主振子器运行过程中,点按此键,振动器进入停止状态。

（六）床体手动控制按键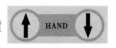

	床体手动向上按键 操控面板启用后,按下此键,床头部位向上倾斜,松开此键,床体停止运行。
	床体手动向下按键 操控面板启用后,按下此键,床头部位向下倾斜,松开此键,床体停止运行。

（七）床体自动控制按键

	床体自动向上按键 操控面板启用后,点按此键,床头部位自动向上倾斜,进入自动运行模式,当运行到极限位置时,床头会静止10S,然后再自动向下倾斜,如此往复。点按任意一个床体手动控制按键,床体将退出自动模式。
	床体自动向下按键 操控面板启用后,点按此键,床头部位自动向下倾斜,进入自动运行模式,当运行到极限位置时,床头会静止10S,然后再自动向上倾斜,如此往复。点按任意一个床体手动控制按键,床体将退出自动模式。

（八）床体复位按键

	床体复位按键 操控面板启用后,无论床头处于何种姿态或模式,点按此键,床体将自动恢复至水平姿态。

（九）床体其他配件的调节

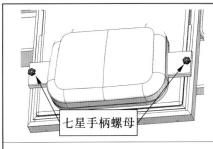	**头枕的调节** 1. 松掉头枕两侧的七星手柄螺母。 2. 调整到所需位置。 3. 再次拧紧头枕两侧螺母。
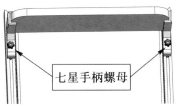	**脚踏板的调节** 1. 松掉脚踏板两侧的七星手柄螺母。 2. 调整到所需位置。 3. 再次拧紧脚踏板两侧螺母。

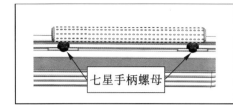

扶手的调节

1. 松掉扶手两侧的七星手柄螺母。

2. 调整到所需位置。

3. 再次拧紧扶手两侧螺母。

二、Friend-II型体外物理振动排石机操控系统

在Friend-I型排石机的研发过程中,基于当时的研发水平和初始功能,其操控方式采用了纯物理按键的方法进行,只有少量的指示灯和蜂鸣器作为操作响应,只能进行简单的人机交互。在Friend-II型排石机上,为实现"多角度可调节床体"和"五轴悬臂式机械臂"的精密控制并实现设备数字化的升级,在研发时采用了"操控大屏一体机+物理摇杆"相结合的技术方案,实现了触屏操控、键盘输入和鼠标控制等人机交互功能(图4-17)。

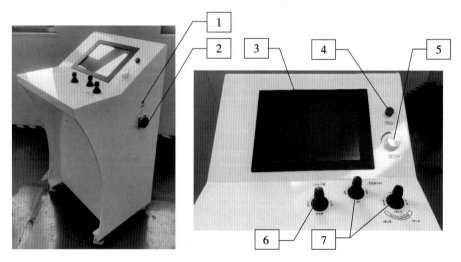

1. 电脑电源 2. 凸轮开关 3. 人机界面 4. 急停按钮 5. 主振子器调速旋钮 6. 床体姿态控制摇杆 7. 机械臂姿态控制摇杆

图4-17 操控台

　　如图4-18所示,Friend-Ⅱ型排石机的操控台增加了触控大屏一体机、控制摇杆和控制旋钮等操作部件,在屏幕中设计了多个操作界面,划分了多个功能操作模块和数据显示区域,通过windows操作系统和自研伺服控制程序的配合,实现了"多角度可调节床体"和"五轴悬臂式机械臂"的精准控制,以及主振子器和副振子器频率的无级变速功能,可根据不同病况,自由设定床体自动运行的最大倾斜角度、自动运行时间、主/副振子的自动治疗时间等治疗参数,为排石提供了更多的智能治疗方案,带来了更加直观的人机交互感受。

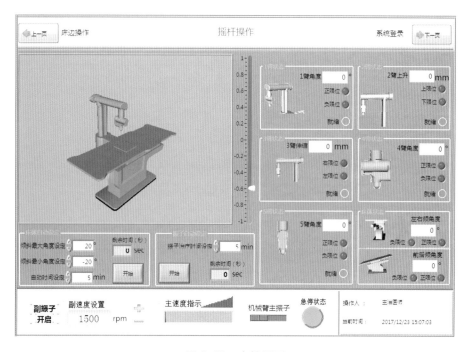

图4-18　主控界面

　　由于触摸屏的加入,使该系统实现了设备的数字化,操作人员通过屏幕可实时查看机械臂各关节的运行参数、床体各方位的倾斜角度以及振动器的工作频率、工作时间等数据,提升操作便利性的同时为结石的治疗提供了数据支撑和技术积累,奠定了大数据分析的基础。

该设备的具体操作方法如下。

(一)机器上电和断电

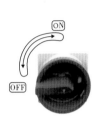

凸轮开关(电控柜的总电源开关)

1. 转动凸轮开关至"ON"位置,接通主电源。

2. 转动凸轮开关至"OFF"位置,切断主电源。

(二)屏幕开启和关闭

电脑启动按钮(主控屏幕启动和关闭)

1. 按下电脑启动按钮,启动主控屏幕和控制系统,电源按钮指示灯点亮。

2. 长按电脑启动按钮,关闭主控屏幕和控制系统,电源按钮指示灯熄灭。

(三)急停按钮

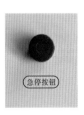

急停按钮(设备急停状态的控制按钮)

1. 按下急停按钮,设备进入急停状态,所有部件停止运转。

2. 顺时针旋转急停按钮,按钮自动回弹,设备解除急停状态。

(四)软件的启动

	1.按下电脑启动按钮,系统自动进入左图所示的启动界面。
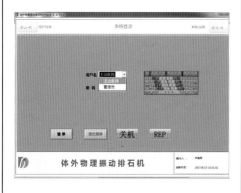	2.软件启动完成后会自动进入左图所示的系统登录界面。 点击"用户名"下拉菜单选择"主治医师"账户,点击密码框输入密码,点击"登录"键进行登录。 "退出登录":可退出账户登录状态,退出后无法对设备进行操作,防止无授权操作。 "关机":关闭软件及主控电脑。 "REP":使床体及机械臂恢复水平及初始状态。
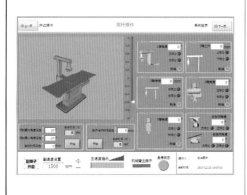	3.登录成功后,系统自动进入摇杆操作界面,如左图所示。 4.进入"摇杆操作"页面后,点击上方"上一页"键或"下一页"键,可进入相应的其他操作界面。

（五）床体的操作

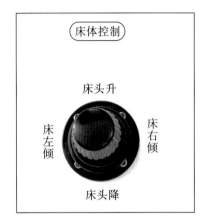

1. 摇杆控制

系统进入摇杆操作界面后，通过此摇杆可控住床体进行倾斜运动。

床前倾：摇杆向上推动为床头向上床尾向下转动。

床后倾：摇杆向下推动为床头向下床尾向上转动。

床左倾：摇杆向左推动为床向左侧倾（机械臂方向）。

床右倾：摇杆向右推动为床体向右侧倾。

注意：只有在"摇杆操作"页面，此摇杆才能控制床体，在其他界面摇杆无效。

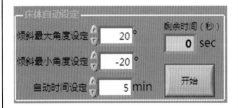

2. 床体自动运行模式

"床体自动设定"区域位于摇杆操作界面的左侧，用于设定床头自动升降的角度和自动运行时间，设定好参数之后点击"开始"按钮即可自动运行，同时显示剩余时间，到设定时间可自动停止。

（六）机械臂的操作

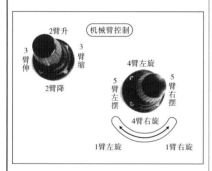

1. 摇杆控制

系统进入摇杆操作界面后,通过机械臂控制区域的两个摇杆可控制机械臂姿态的调整。

(1)左侧摇杆用于控制机械臂的升降和伸缩运动。

向上推动控制 2 臂向上移动。

向下推动控制 2 臂向下移动。

向左推动控制 3 臂向外伸出。

向右推动控制 3 臂向内缩回。

(2)右侧摇杆用于控制机械臂转动。

向上推动控制 4 臂向左转动。

向下推动控制 4 臂向右转动。

向左推动控制 5 臂向左摆动。

向右推动控制 5 臂向右摆动。

顺时针转动控制 1 臂向左转动。

逆时针转动控制 1 臂向右转动。

注意:只有在"摇杆操作"页面,摇杆才能控制机械臂,在其他界面摇杆无效。

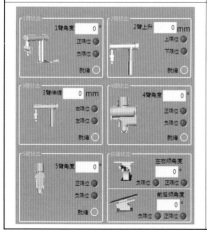

2. 机械臂状态显示

"机械臂位置、状态指示"区域用于显示当前床体和机械臂转动的角度或移动的距离,以及报警和限位信息,帮助操作者了解设备状态。

（七）主振子器操作

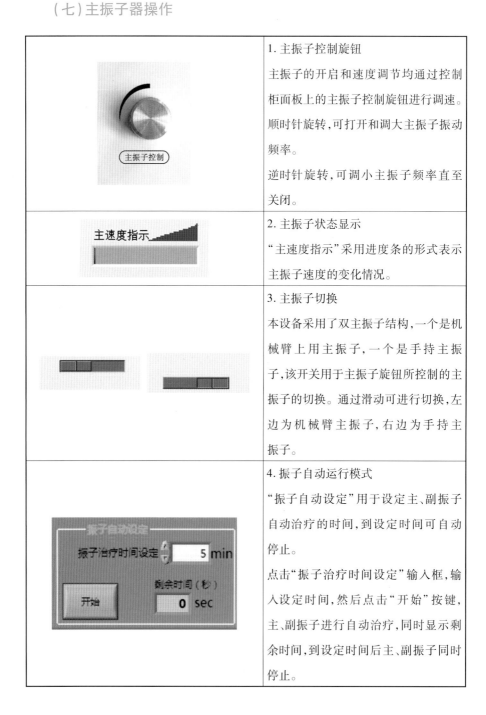

	1. 主振子控制旋钮 主振子的开启和速度调节均通过控制柜面板上的主振子控制旋钮进行调速。 顺时针旋转，可打开和调大主振子振动频率。 逆时针旋转，可调小主振子频率直至关闭。
	2. 主振子状态显示 "主速度指示"采用进度条的形式表示主振子速度的变化情况。
	3. 主振子切换 本设备采用了双主振子结构，一个是机械臂上用主振子，一个是手持主振子，该开关用于主振子旋钮所控制的主振子的切换。通过滑动可进行切换，左边为机械臂主振子，右边为手持主振子。
	4. 振子自动运行模式 "振子自动设定"用于设定主、副振子自动治疗的时间，到设定时间可自动停止。 点击"振子治疗时间设定"输入框，输入设定时间，然后点击"开始"按键，主、副振子进行自动治疗，同时显示剩余时间，到设定时间后主、副振子同时停止。

(八)副振子器操作

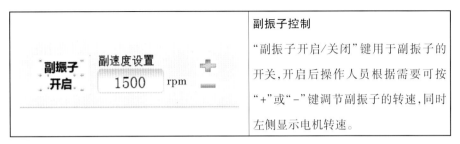

	副振子控制
副振子开启 副速度设置 1500 rpm ➕ ➖	"副振子开启/关闭"键用于副振子的开关,开启后操作人员根据需要可按"+"或"-"键调节副振子的转速,同时左侧显示电机转速。

Friend-Ⅱ型体外物理振动排石增加了"多角度可调节床体""五轴悬臂式机械臂""操控大屏一体机"等创新型组件,采用机械臂代替医生手动操作主振子器,第一次引入了机器人协助治疗的概念,实现了设备和治疗的数字化,在减轻工作强度的同时,为操作者带来了全新的操作方法和使用体验。

三、Friend-Ⅱ Plus 型体外物理振动排石机操控系统

Friend-Ⅱ型排石机的操作台在使用中暴露出一些问题,例如:①操作台面太大,摆放后离床体距离较远,治疗时医生观察患者情况和操控设备无法兼顾;②部分医院操作间空间有限,无法摆放大的操作台;③显示屏角度固定,无法进行调整,不便于观察屏幕等。由于协作排石机器人和液压举升系统的加入,Friend-Ⅱ Plus 的操作系统需要重新进行更改,同时结合上述的一些问题,在新的操控系统的设计中加入了小型化和简约化的设计理念,以便提高设备的便捷性。

如图 4-19 所示,Friend-Ⅱ Plus 型的操作台增加了可移动式台车和小尺寸高分辨率的触控屏,实现了控制台在操作间全区域内的移动和屏幕高低、多角度的调节,保证无论操作者在任何位置,都能找到合适的观察角度(图 4-20)。

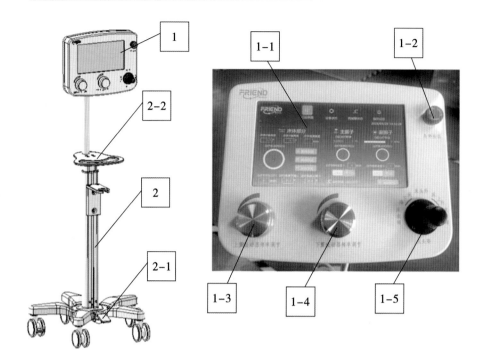

1. 操作面板	1-3. 主振子调速旋钮	2. 可移动式台车
1-1. 操控显示屏	1-4. 副振子调速旋钮	2-1. 台车脚踏
1-2. 急停按钮	1-5. 床体姿态调整摇杆	2-2. 台车扶手

图 4-19　操作台

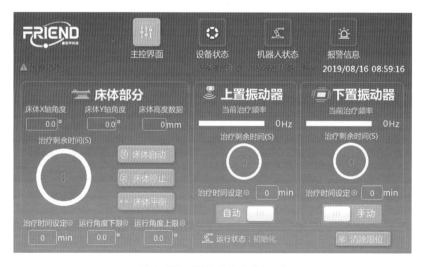

图 4-20　操控系统主控界面

　　根据协作排石机器人的使用场景和功能需求,控制界面和数据反馈界面也行了优化,增加了设备状态、机器人状态和报警信息等页面,可帮助操作者更好地了解和使用设备。

　　该设备的具体操作方法如下。

（一）机器上电和断电

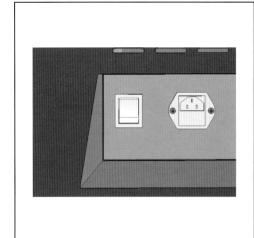

电源开关

设备的电源开关位于床体后侧

1. 按下 **I** 一侧,船型开关背景灯亮起,机器主电源接通,屏幕和控制系统自动启动;

2. 按下 **○** 一侧,船型开关背景灯熄灭,机器主电源断开,设备关机。

（二）软件的启动

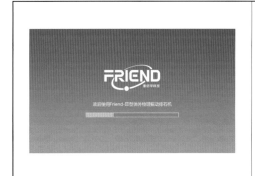

1. 按下船型开关 **I** 一侧,系统自动进入左图所示的启动界面。

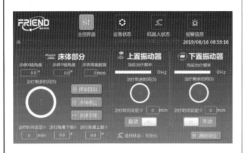	2.软件启动完成后会自动进入左图所示的主控界面； 主控界面的控制区域主要包含以下几部分： 床体部分 上置振动器 下置振动器 机器人运行状态 3.点击屏幕上方区域,可依次进入"设备状态"、"机器人状态"、"报警信息"等页面。

(三)床体的操作

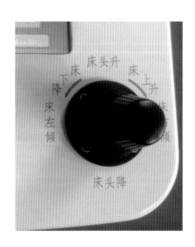	1.床体倾斜运动 系统进入主控界面后,通过此摇杆可控制床体进行倾斜运动。 床体上升:摇杆顺时针旋转,松开停止上升。 床体下降:摇杆逆时针旋转,松开停止下降。 床体前倾:摇杆向上推动为床头向上床尾向下转动。 床体后倾:摇杆向下推动为床头向下床尾向上转动。 床体左倾:摇杆向左推动为床向左侧倾斜(机械臂方向)。 床体右倾:摇杆向右推动为床体向右侧倾斜。 注意:①床体需上升一段距离后,才可以进行其他方向的倾斜;②只有床体恢复至水平状态,才可以进行下降。

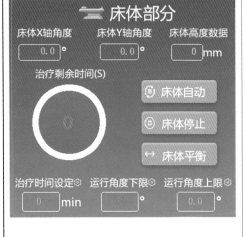

2. 床体自动模式

（1）如左图所示，点击"治疗时间设定"设定自动治疗总时长（默认为 6 min），点击"运行角度下限"设定床头升降下限角度（默认为 -25°），点击"运行角度上限"设定床头升降上限角度值（默认为 25°）。

（2）点击"床体自动"按钮，床体开始自动进行前后倾斜；

（3）"治疗剩余时间"显示自动运行的剩余时间，当剩余时间为 0 时，自动运行停止且床体自动恢复至水平状态。

3. 床体平衡

（1）如左图所示，床体处于任何姿态下，点击"床体平衡"按钮开始床体自动恢复平衡动作，首先是恢复床体前后平衡，然后恢复床体左右平衡。

（2）当床体平衡动作结束后，床体处于水平状态，此时床体 X 轴角度和床体 Y 轴角度均应为 -0.5° 至 0.5° 之间。

4. 床体停止

在床体自动或床体平衡过程中的任意时刻，点击"床体停止"，可随时停止床体的运动。

5. 床体姿态数据显示

床体按照以上方式进行运动时，"床体 X 轴角度"、"床体 Y 轴角度"和"床体高度数据"均会实时显示床体的姿态数据。

（四）机械臂的操作

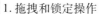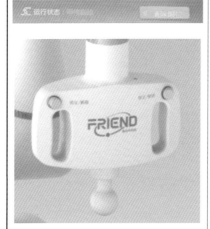	**1. 拖拽和锁定操作** （1）如左图所示，系统启动完毕，确认机器人"运行状态"显示"等待拖动"。 （2）按下"排石机器人末端"的两个"拖动/解锁按钮"中的任意一个，即可在设定的可移动范围内自由拖拽主振子运动，在拖动的过程中，机器人"运行状态"显示"正在拖动……"。 （3）两个按钮同时松开，即可锁定排石机器人，同时机器人"运行状态"显示"等待拖动"。 **2. 清除限位操作** （1）在排石机器人的拖拽过程中，若拖动到某一个关节的设定限位位置，整个机器人将自动锁定报警，"主控界面"中会有相应的报警信息显示，排石机器人"运行状态"显示"到达限位"。 （2）点击"主控界面"中"清除限位"按钮，机械臂会自动运行一段距离，同时机器人"运行状态"会显示"正在清除限位……"。 （3）当机器人"运行状态"显示为"等待拖动"时，则表明限位清除成功。
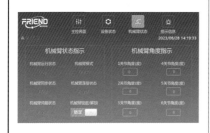	**3. 机械臂状态显示** 如左图所示，除了"主控界面"中机器人"运行状态"会显示机器人运行状态外，"机械臂状态"页面设置了更多的显示信息，主要包括： （1）机械臂运行状态。 （2）机械臂同步状态。 （3）机械臂伺服状态。 （4）机械臂模式。 （5）机械臂连接状态。 （6）机械臂关节角度。 这些信息可帮助操作者和维修人员了解设备状态和故障信息。

（五）主振子器操作

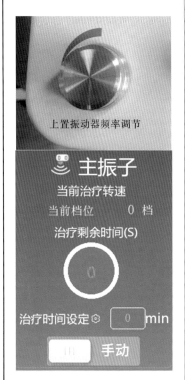	1. 主振子调速旋钮 主振子的开启和频率调节通过此旋钮完成。 如左图所示： 顺时针旋转，可打开和调大主振子振动频率； 逆时针旋转，可调小主振子振动频率直至关闭。 2. 主振子状态显示 当前主振子转速通过档位形式表示主振子速度变化情况，从低到高依次为 0 至 9。 3. 主振子模式切换 主振子有手动和自动两个运行模式，通过点击该开关，可在两种模式中进行切换，分别显示"手动"和"自动"。 4. 主振子自动模式 主振子自动模式是指可通过设定治疗时间使主振子自动运行，剩余时间为 0 时自动停止。 （1）通过调速旋钮调节主振子至合适的档位。 （2）点击"治疗时间设定"输入栏，设定主振子自动治疗时间。 （3）点击切换按钮，切换到"自动"模式，此时"剩余时间"开始倒计时。 （4）当剩余时间为 0 的时候，自动停止主振子振动。 （5）在自动运行过程中，可随时通过调速旋钮调节主振子的档位。
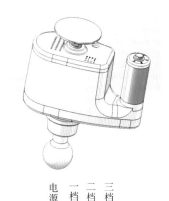	5. 手持主振子档位调节 手持主振子通过手柄处的"档位按钮"进行振动频率的调节。 （1）按第一下按钮，档位指示灯亮一个，表示主振子处于一档工作状态。 （2）按第二下按钮，档位指示灯亮两个，表示主振子处于二档工作状态。 （3）按第三下按钮，档位指示灯亮三个，表示主振子处于三档工作状态。 （4）按第四下按钮，档位指示灯全部熄灭，表示主振子停止工作。

（六）副振子器操作

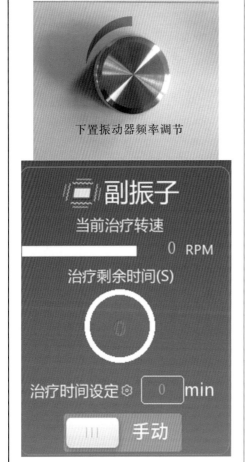

下置振动器频率调节

1.副振子调速旋钮

副振子的开启和频率调节通过此旋钮完成。

如左图所示：

顺时针旋转，可打开和调大副振子振动频率。

逆时针旋转，可调小副振子振动频率直至关闭。

2.副振子状态显示

当前副振子转速通过进度条形式表示副振子速度变化情况，后侧直接显示当前电机转速。

3.副振子模式切换

副振子有手动和自动两个运行模式，通过点击该开关，可在两种模式中进行切换，分别显示"手动"和"自动"。

4.副振子自动模式

副振子自动模式是指可通过设定治疗时间使副振子自动运行，剩余时间为0时自动停止。

（1）通过调速旋钮调节副振子至合适的振动速度。

（2）点击"治疗时间设定"输入栏，设定副振子自动治疗时间。

（3）点击切换按钮，切换到"自动"模式，此时"剩余时间"开始倒计时。

（4）当剩余时间为0的时候，自动停止副振子振动。

（5）在自动运行过程中，可随时通过调速旋钮调节副振子的转速。

（七）操作台的调整

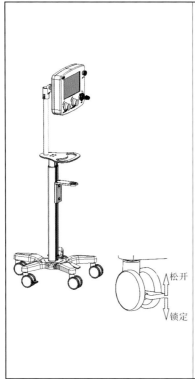

1. 操作台移动

（1）松开两个带锁扣的万向轮，即可移动台车。

（2）移动到合适位置后，锁定两个带锁扣的万向轮。

注意：在移动操作台的过程中，保证操作台和主机之间的连接线安全。

2. 操作台升降

（1）双手扶稳操作台扶手，踩下移动小车脚踏，可升高操作面板，到达合适位置后松开脚踏即可。

（2）踩下移动小车脚踏，双手按压操作台扶手，可降低操作面板，到达合适位置后松开脚踏即可。

3. 操作面板角度

（1）双手扶着操作面板，水平方向直接左右转动即可调节面板朝向。

（2）双手扶着操作面板，垂直方向直接上下转动即可调节倾斜角度。

（八）急停按钮

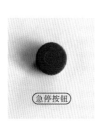

急停按钮

急停按钮（设备急停状态的控制按钮）

1. 按下急停按钮，设备进入急停状态，所有部件停止运转，屏幕提示"急停按钮按下"。

2. 顺时针旋转急停按钮，按钮自动回弹，设备解除急停状态。

（九）关机

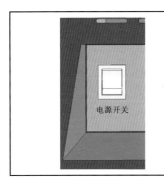

电源开关

1.将页面切换到"主控界面",点击"床体平衡"使床体恢复到水平状态。

2.将排石机器人振动器牵引至安全位置并锁定。

3.将床体下降到最低位置。

4.完成上述操作后,将"电源开关"拨到""处。

Friend-Ⅱ Plus 型排石机作为 Friend-Ⅱ型的升级产品,加入了六轴协作机器人的操作方式,解决了旧机型使用过程中存在的一些问题,很好地提升了操作者的使用体验,在协作机器人的应用和开发上取得了实质性的进步。

四、Friend-Ⅲ型体外物理振动排石机操控系统

为实现协作机器人自动运行、满足 4D-Wave 变频振动的数据计算要求、完成视觉影像系统的运行以及人机对话等,Friend-Ⅲ型排石机的操控系统进行了全新的设计和升级。

（1）该系统在硬件方面,加入了工业级计算机、影像采集和处理系统,增加了多个专用传感器、传感器处理芯片和大数据处理模块等,研发了多个专用控制电路板,优化了底层控制逻辑,提升了硬件的计算处理能力。

（2）在上层控制方面,通过改进运行算法、改善操控界面、增加专用软件控制模块,优化自动运行程序和安全预防措施以及更快的数据处理和资源整合等方法,使设备各个部件实现了有效的配合和统一,保证了整套系统运行的高效和稳定。

（3）设备的运行机制和操作方法进行了改进

1）患者上床后,通过影像系统,设备可自动检测患者的身高、体重、躺卧姿态以及位置等信息,通过语音提示协助医生自动调节头枕和脚踏板位

置,帮助患者进入到合适的位置。

2)治疗前准备:结合 B 超系统,设备开始进行结石状态的确认,包括结石的位置、大小、形状等,经医生的标识和确认后,系统自动分析病症类型并生成治疗方案。

3)完成治疗准备后,系统语音提示医生进行治疗方案的修正和确认,经医生确认后,床体和机械臂自动运行至设定的姿态,经医生确认或微调后,自动开启主/副振子进行治疗。

4)在治疗过程中,结合 B 超系统的实时画面,系统可自动判断和跟踪结石,根据结石的移动情况,自动调整主振子头的位置和角度、床体的姿态、主/副振子的振动频率等重要参数,直到将结石排至膀胱。

5)治疗结束后,系统通过语音通知医生对治疗效果进行确认,决定是否停止治疗。经医生确认结束治疗后,床体和机械臂将自动恢复至初始位置,便于患者离开设备。

6)在治疗的过程中,操控系统可实时检测并记录主/副振子的位置、姿态、作用强度和床体姿态等信息,实现对整个治疗过程的监控,治疗结束后,自动保存相关数据并通过无线通信技术将数据实时更新至云服务器上,实现资源的共享和数据的积累。

Friend-Ⅲ型体外物理振动排石机是目前该系列产品中最高端的一款设备,它实现了机器人的智能化应用和人机协同治疗的运行场景,为将来更加智能的综合性结石治疗平台的开发奠定了实践基础。

(许长宝　曹富建　周　博)

第五章

物理振动排石技术的临床应用

第一节　适应证与禁忌证

一、适应证

1. 直径≤6 mm 的尿路结石的排石治疗。

2. ESWL 治疗后残石的排石治疗。

3. 各种腔镜微创治疗后残石的排石治疗。

4. 结石所致的急性肾绞痛。

二、适应证的循证

（一）直径≤6 mm 的泌尿系结石

EPVL 的治疗成功率与结石的大小直接相关，结石越大单独行体外物理振动排石治疗后结石排出的可能性越低。根据近年中国泌尿外科诊疗指南建议，直径 5～10 mm 的泌尿系结石可以在密切监测下选用非手术治疗，且结石直径≤6 mm 效果最佳。≤6 mm 的肾或输尿管单发结石可尝试行体外物理振动排石治疗。有学者研究结果表明,对于输尿管中下段结石,单行 EPVL 组与被动排石对照组相比,1 周、2 周、4 周的结石排净率(stone-free rate,SFR)有明显优势(表5-1)。

表5-1　实验组与对照组结石排净率(EPVL 治疗)

测定 SFR 时间点	结石排净率(%)	
	EPVL 组	对照组
1 周	50.0	29.0
2 周	57.9	32.3
4 周	78.9	40.3

(二)体外冲击波碎石术治疗后残石的排石治疗

体外冲击波碎石术后往往产生较多的碎石颗粒,在碎石颗粒排出体外过程中也易形成石街,对排石效果造成较大影响。有研究表明,相比较 ESWL 术后被动排石,ESWL 后联合 EPVL 能明显增加结石排净率(SFR),缩短排石时间,且排石效果更彻底(表5-2)。

表5-2　实验组与对照组结石排净率(EPVL 治疗后)

测定 SFR 时间点	结石排净率(%)	
	EPVL 组	对照组
1 周	75.00	58.33
2 周	82.50	70.83
4 周	93.33	85.00

(三)各种腔镜微创治疗后的残石排石治疗

主动排石是残余结石理想的排石治疗方式。对于微创手术术后的残石,尤其是肾下盏残石,因其解剖位置特殊,在重力作用影响下,残石碎屑易沉积于肾下盏位置,通过患者被动排石较难完全排出。

体外物理振动排石机,通过游离、松绑、驱动残石的效应,使残石沿肾盏、肾盂和输尿管的自然腔道排出。根据许长宝等学者多项研究结果表明,EPVL 应用于辅助上尿路结石排石,当日见石率(stone-expulsion rate, SER)高达 77.1%,对照组 SER 仅 40.6%,使用主动排石治疗后当日见石率明显提高。张若晨等研究结果表明,术后一周 SFR(94.1%)明显高于被动排石对照组(73.0%),对于肾下盏结石患者排石治疗,与对照组对比,1 周、2 周的结石排净率(SFR)亦有明显优势(表5-3)。

表 5-3　残石排净率

作者及发表时间	测定 SFR 时间点	结石排净率 SFR(%)	
		EPVL 组	对照组
许长宝等(2013 年)	1 周	87.5	40
汪宁等(2022 年)	2 周	82.1	63.9

(四)结石所致的急性肾绞痛

对于输尿管结石引起的急性肾绞痛,药物治疗是较为常用的方法,但疗效欠佳。随着物理振动主动排石技术的出现,对于肾绞痛的治疗方式,多家研究中心使用物理振动排石技术进行了对应的探索。刘冠琳、程跃等研究结果表明,物理振动排石可在较短时间内解除梗阻缓解疼痛,是一种安全无创的治疗肾绞痛的可选方法。近年的中国泌尿外科诊疗指南也表明,对于合并急性肾绞痛的输尿管结石,排除相关禁忌证后,可即刻行体外物理振动治疗以辅助缓解肾绞痛。

三、禁忌证

(一)体外物埋振动排石绝对禁忌证

1.妊娠合并尿路结石。

2.结石远端尿路梗阻。

(二)体外物理振动排石相对禁忌证

1.动脉夹层及血管瘤。

2.严重的心脑血管疾病。

3.尿路感染。

4.精神障碍不能配合排石过程。

(褚校涵　王晓甫)

第二节　术前准备

EPVL 的术前准备不是强制性的,但是良好的术前准备能够提高 EPVL 效果,达到事半功倍的效果。

一、医患沟通与知情同意

应当根据患者的病史、手术史、CT/KUB/超声等检查资料,结合 EPVL 前床旁彩超检查,核查体外物理振动排石适应证并排查禁忌证,把控排石时机恰当。充分告知患者 EPVL 的必要性、优点和可能出现的并发症及意外情况和相应的处理措施。患者或其监护人知情同意后,医患双方签署体外物理振动排石术知情同意书(见附录一)。

二、治疗前准备

术前通过饮水、利尿等措施,使膀胱适当充盈,可以酌情使用输尿管扩张药物。排石前应通过床旁彩超再次实时了解肾盏扩张程度及结石在尿路的位置。

三、排石机器的准备

启动物理振动排石机,打开主副振动器。观察排石床的运行及安全状态。根据患者超声影像学提示结石所在不同位置,选择合适的体位。固定好足部及胸部,调整床体。

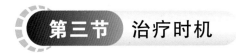

第三节 治疗时机

物理振动排石是一种"主动排石",若要取得较好的 EPVL 临床效果,还需重视 EPVL 治疗时机的选择。EPVL 治疗时机的选择主要有如下几点。

一、≤6 mm 的肾输尿管结石

≤6 mm 的肾输尿管结石诊断明确,结石远端无梗阻,且无明显感染者,即刻可行物理振动排石治疗。

二、急性肾绞痛

急性肾绞痛诊断明确,无相关禁忌,即刻可行物理振动排石治疗,有较好的即时缓解疼痛的作用。

三、体外冲击波碎石术后

1. 肾结石体外冲击波碎石术（ESWL）后，即刻可行物理振动排石治疗，但需超声确定无肾包膜下血肿的发生。

2. 输尿管结石体外冲击波碎石术后，即刻可行物理振动排石治疗，但是与肾下盏相平行的输尿管结石 ESWL 术后，也需超声确定无肾包膜下血肿的发生。

四、输尿管软镜术后

输尿管软镜术后残留在肾输尿管内残石，在术后 3 天可行物理振动排石治疗，但行 EPVL 前需超声再次确定无肾周渗液、无肾包膜下血肿的发生。

五、经皮肾镜术后

需结合术中经皮肾通道数、扩张鞘的尺寸以及术中术后肾出血情况，来确定 EPVL 治疗时机。

1. 单通道穿刺+标准通道（F24 或更小）应用，通常在经皮肾镜术后 4 周可行物理振动排石治疗。

2. 单通道穿刺+大通道（F26～F30）应用，通常在经皮肾镜术后 6 周可行物理振动排石治疗。

3. 多通道穿刺+标准通道（F24 或更小）应用，通常在经皮肾镜术后 8 周可行物理振动排石治疗。

4. 多通道穿刺+大通道（F26～F30）应用，通常在经皮肾镜术后 10 周可行物理振动排石治疗。

六、儿童肾输尿管结石

≤6 mm 儿童肾输尿管结石，诊断明确，即刻可行物理振动排石治疗。各类微创手术术后 EPVL 治疗时机的选择同成年人。由于儿童的输尿管弹性较好,尿结石含水量高,而且结石脆性大,因此,≤6 mm 儿童肾输尿管结石,一旦诊断明确,需尽早实施 EPVL。

七、输尿管支架置入术后

输尿管支架的置入,通常不影响 EPVL 的操作,但存在支架管移位的风险。术中术后均需超声检查确认是否有支架的移位。

八、输尿管石街

形成时间相对较短、碎石屑颗粒较小的"粉末型"输尿管石街,适合早期选择 EPVL。不管是微创手术,还是 ESWL 术后所形成石街,需尽早发现,尽早 EPVL 治疗。

九、肾内多发性结晶或微小结石

体检发现肾内有多发结晶或微小结石,在体检后,即可安排 EPVL。

十、膀胱尿道结石

≤6 mm 的膀胱结石,尿道无梗阻,诊断明确后即可行物理振动排石治疗。另外≤6 mm 的尿道结石诊断明确后即可行物理振动排石治疗。

(王晓甫　褚校涵)

第四节　常用体位

　　患者体位的选择是物理振动排石成功与否的关键因素之一。但无论采取何种治疗体位，均应以满足患者感觉体位舒适、治疗痛苦小以及便于医生操作为原则。EPVL常用体位主要有俯卧位、仰卧位、侧卧位（图5-1）。EPVL的体位取决于结石部位、患者体型、肠道状态。从人体工程学角度来看，仰卧位EPVL最佳，但从解剖学特点来看，肾结石常选择俯卧位治疗。

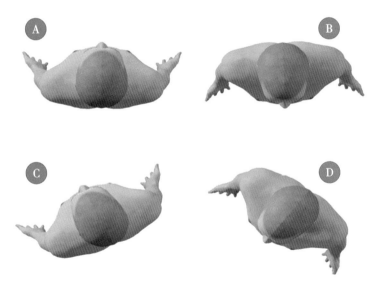

A.俯卧位　B.仰卧位　C.仰侧卧位　D.俯侧卧位

图5-1　EPVL常用体位

一、俯卧位

受检者俯卧位于治疗床上,充分暴露背侧。采用此体位便于治疗肾上盏、肾中盏、肾盂结石以及部分输尿管上段结石。俯卧位又分为头高足低俯卧位及头低足高俯卧位(图5-2至图5-4)。

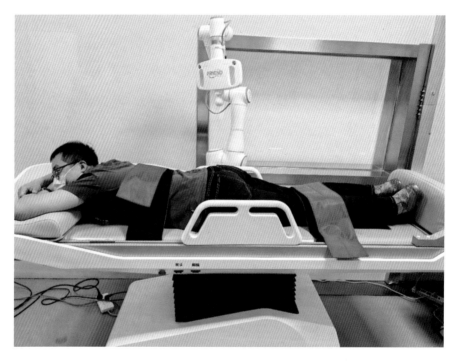

图5-2　平俯卧位

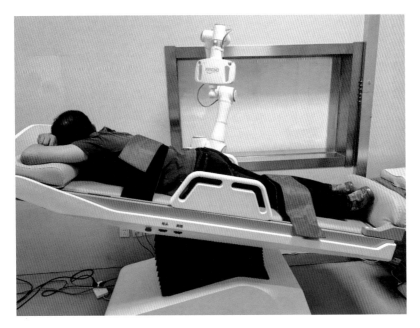

图 5-3　头高足低俯卧位

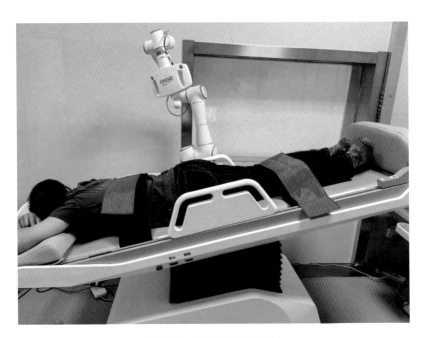

图 5-4　头低足高俯卧位

二、仰卧位

取仰卧位后,充分暴露上腹部,可以治疗肾下盏结石、输尿管全段结石以及膀胱结石。仰卧位又分为平仰卧位、头高足低位仰卧位及头低足高位仰卧位(图5-5~图5-7)。

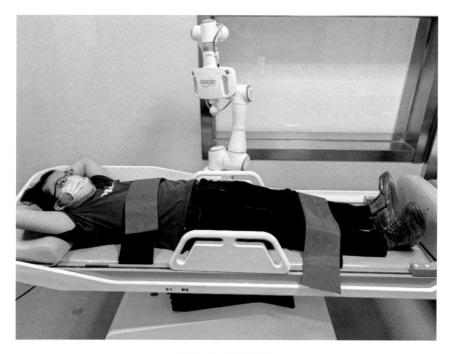

图5-5　平仰卧位

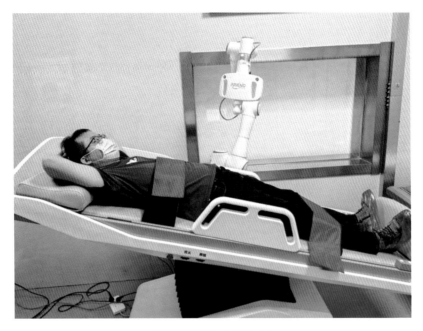

图 5-6　头高足低仰卧位

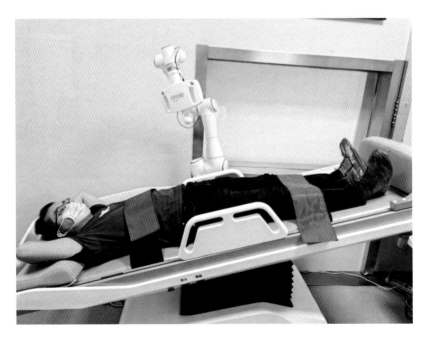

图 5-7　头低足高仰卧位

三、侧卧位

侧卧位主要是配合仰卧位与俯卧位,患侧垫高,此时肾门方向向下,漏斗与肾门呈上下垂直状态,有利于结石进入肾门或输尿管。主要用于治疗肾脏结石。侧卧位又分为平侧卧位、头高足低侧卧位及头低足高位侧卧位(图 5-8 ~ 图 5-10)。

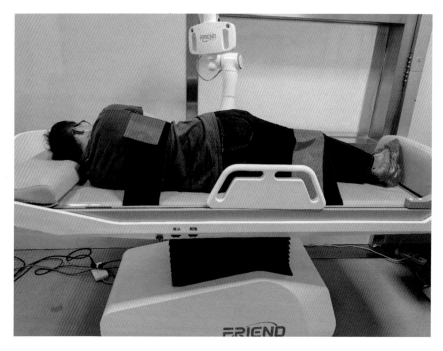

图 5-8 平侧卧位

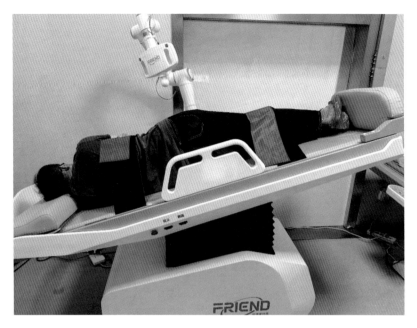

图 5-9 头低足高侧卧位

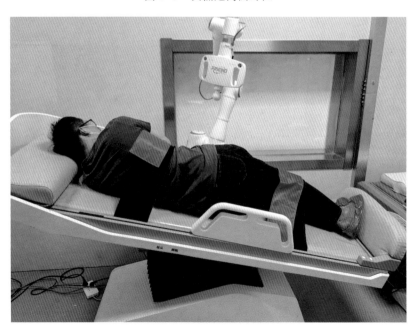

图 5-10 头高足低侧卧位

（吕建林 贾春萍）

第五节 治疗路径

　　在选择体外物理振动排石操作路径时,通常会考虑 EPVL 操作的适用性及安全性。适用性是指在选择 EPVL 路径时要考虑是否有明显影响 EPVL 的解剖或病理性因素,如骨性结构与肠道积气。安全性是指 EPVL 操作过程中是否对皮肤及软组织的产生损伤的可能性,甚至对组织脏器产生损害的可能性。

　　EPVL 治疗路径通常有经背侧路径、经腹路径、经坐骨大孔以及经会阴路径(图5-11、图5-12)。

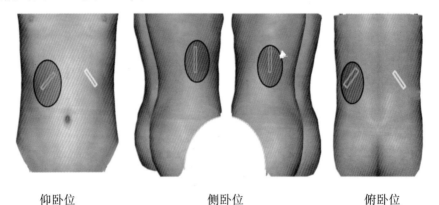

仰卧位　　　　　　　　侧卧位　　　　　　　　俯卧位

图 5-11　EPVL 治疗肾结石时常用路径

红色标志为 EPVL 主振子放置区域

　　随着 CT 技术在泌尿系结石诊断方面越来越多地应用,体外物理振动排石技术也得到较好的发展。根据 CT 影像,可以优选 EPVL 最佳治疗路径(图5-13)。

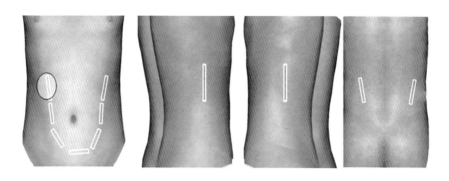

仰卧位　　　　　　　　　侧卧位　　　　　　　　　俯卧位

图 5-12　EPVL 治疗输尿管结石时常用路径

黄色线条为 EPVL 主振子放置的区域,分别治疗输尿管上段、中段以及下段结石

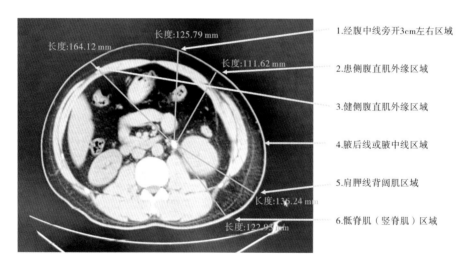

长度:164.12 mm　　长度:125.79 mm

长度:111.62 mm

长度:135.24 mm

长度:122.93 mm

1.经腹中线旁开3cm左右区域

2.患侧腹直肌外缘区域

3.健侧腹直肌外缘区域

4.腋后线或腋中线区域

5.肩胛线背阔肌区域

6.骶脊肌(竖脊肌)区域

图 5-13　根据 CT 影像选择最佳 EPVL 路径

一、经腹或侧腹路径

经腹或侧腹路径可用于输尿管全段及肾下盏结石的治疗,也可以通过在患侧下方放置楔形垫来优化 EPVL 治疗位置(图 5-14)。

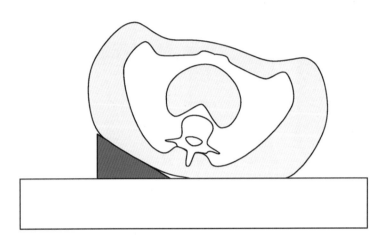

图 5-14　楔形垫放置在患侧下方

二、经腋中线或腋后线路径

经腋中线或腋后线路径主要用于肾下盏结石的治疗,而且通常采用健侧卧位,当患侧在上时,患侧肾门向下,有利于排石。

三、经背部肌群路径

经背部肌群路径是 EPVL 操作常用的路径,适用于肾与输尿管上段结石的治疗(图 5-15)。

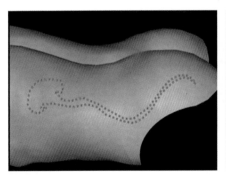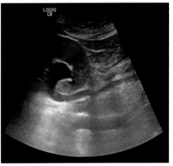

图 5-15　经背部肌群路径

主要用于肾或部分输尿管上段结石的治疗

四、经坐骨大孔或经会阴路径

主要用于输尿管下段或膀胱壁内段结石的治疗(图 5-16、图 5-17)。

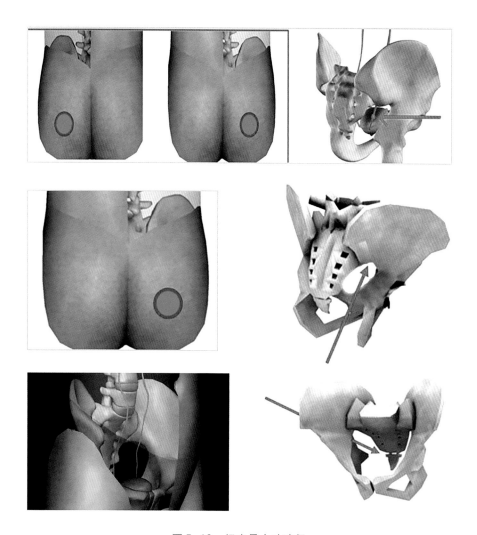

图 5-16 经坐骨大孔路径

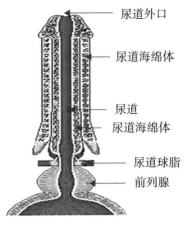
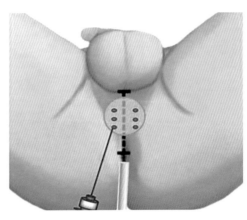

尿道外口

尿道海绵体

尿道
尿道海绵体

尿道球脂
前列腺

图 5-17　经会阴路径

（吕建林　贾春萍）

第六节　主振子操作的基本手法

物理振动排石机的操作主要依靠主副振子的协同作用，来促进结石排出。由于副振子相对固定，因此，EPVL 应用主要体现在对主振子的操作（图 5-18）。

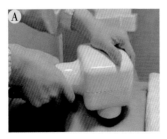
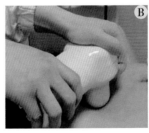
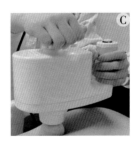

A. 双频主振子　B. 单频主振子　C. 握持式单频主振子

图 5-18　不同主振子手持法

一、主振子操作的基本要求

1. 持久——是指根据治疗的需要,能持续一定的时间。

2. 有力——是指操作应具有一定的力量,并能根据不同情况而变化力量。

3. 均匀——是指操作要有一定的节律性,不可快慢不定,轻重不一。

4. 柔和——是指操作中既舒适轻快,又变换自如。

5. 深透——是指操作必须达到一定的深度,按压有力。

"持久,有力,均匀,柔和,深透"这几个方面密切相关,相辅相成,互相组合。均匀协调的操作,使手法更柔和。力量和手法技巧的结合,使手法既有力,又柔和,达到"刚中有柔","柔中有刚","刚柔相济"。手法运用时,力量是基础,手法是关键,巧生于内,手随心转,法从手出。

二、常用的手法

目前对主振子的操作常用的手法主要有七类,即摆动法、按压法、推压法、抖动法、叩击法、犁田式和双振子振动法。这些手法可以单独使用,也可多种操作结合起来组成复合手法(图5-19)。

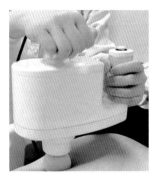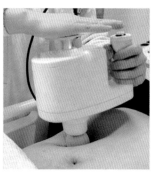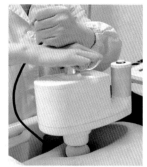

图5-19 主振子的三种握持方法

由左至右:握、压、叩

（一）摆动法

握住主振子后，以指或掌、腕关节做协调的连续摆动动作或环旋移动。用力由轻到重再到轻，以顺时针为主。要有节律，速度均匀，120 ~ 160 次/min。该手法主要用于肾脏结石治疗。

（二）按压法

按压法是握紧主振子后，以主振子头端贴附在体表，逐渐用力下压的方法。按压方向要垂直，用力由轻到重，稳而持续，使振动充分透达机体组织的深部（图5-20）。忌用迅猛的爆发力。按压法常与揉法相结合使用，组成按揉复合手法，即在按压力量达到一定深度时，再作小幅度缓缓揉动，使手法刚中兼柔，既有力而又柔和。运用小鱼际按压主振子，按压单头振子入皮肤幅度为4 ~ 10 mm。该手法主要用于输尿管上段结石的治疗（图5-21）。

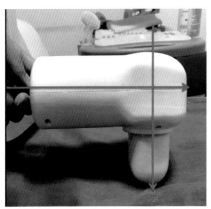 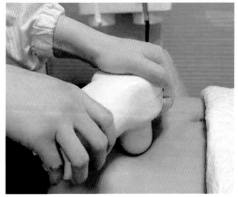

图5-20　掌心按压法

将主振子放置按压点沿Z轴方向按压

（三）推压法

握紧主振子后，用主振子头端推压体表。做单方向的直线推动方法。推动法可分为平推法、直推法、旋推法、分推法、组合推法等。适用于肾下盏结石及输尿管各段结石的治疗。

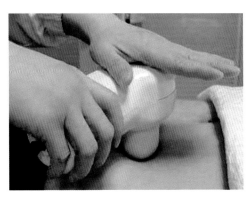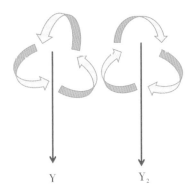

图 5-21　鱼际按压法

逆时针揉:将主振子放置按压点,沿 Y 轴逆时针揉。顺时针揉:将主振子放置按压点,沿 Y_2 轴顺时针揉

(四)抖动法

握紧主振子后,腕关节以较高频率轻重交替抖动等。适用于输尿管下段结石的治疗。

(五)叩击法

左手握紧主振子后,右手叩打左手背。适用于肾下盏结石及输尿管石街的治疗。

(六)犁田式

主要是使用双头主振子时所采用的方法,由于背部肌肉较为厚实,所以需要一定力度,如牛犁田一般,在背部外侧,先用力按压,同时向背部脊柱侧推动,推动如弧形,力度逐渐减少。适用于将肾盂肾盏结石推至肾盂输尿管口。

(七)双振子振动法

利用两个主振子,对患者进行操作,两个振子分别位于侧面及背面(图 5-22)。适用于肾脏结石或输尿管上段结石。

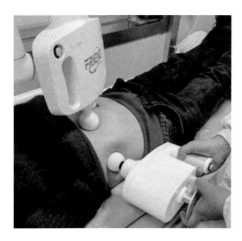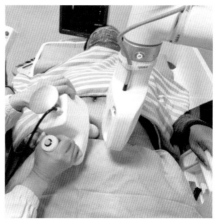

图 5-22　双振子振动法

（吕建林　佘宇航）

第六章

体外物理振动排石的操作流程

第一节 非肾下盏结石排石操作技术

一、解剖因素

非肾下盏结石指的是肾上盏、肾中盏以及肾盂内结石。此处结石的位置比较高（图6-1、图6-2），在腹部常有肋骨的影响，因此EPVL治疗路径通常选择经背侧路径，而不选择经腹侧路径。患者取俯卧治疗，俯卧位时肾门开口向下，更符合EPVL排石的解剖学特征。主振子操作区域通常选择腋后线、肋脊点和肋腰点区域。肋脊点是第12肋与脊柱顶部的结合点，肋腰点是第12肋与腰肌大肌外缘的结合点（图6-3）。

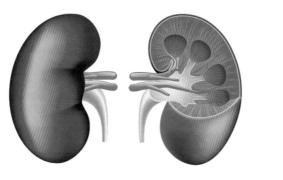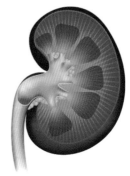

图 6-1　非肾下盏结石示意

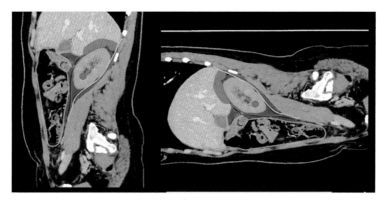

图 6-2　CT 成像肾脏位置示意

肾下盏更近腹侧，肾上盏更近背侧近脊柱

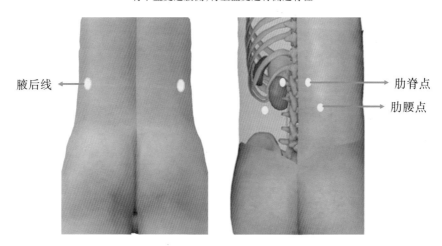

腋后线

肋脊点

肋腰点

图 6-3　主振子操作区域

二、基本操作

第一步　开机

启动物理振动排石机,打开主副振子于工作状态。调整床体于合适的高度,检查固定装置。观察排石床的运行及安全状态。每次新的排石开始前,排石机应处于关机状态。

第二步　适应性振动(6 min)

此步骤分为两步,即仰卧位适应性振动与俯卧位适应性振动。首先患者处于仰卧位,两腿并齐,两手放于胸部。固定好足部及胸部,调整床体于水平位,打开副振子平台预振 3 min 后,观察及询问患者是否有不适。若无明显不适,患者改体位为俯卧位,再次适应性振动 3 min。适应性振动的目的:①可以使患者对 EPVL 有更好的适应性;②有利于结石的松动。

第三步　床体摆动(3 min)

患者处于俯卧位,进一步检查安全固定装置。床体前后摆动,摆动幅度15°左右,摆动 3 min。此时,副振子平台处于同步的振动状态。床体摆动的目的主要是使结石与肾盂(盏)黏膜及肾乳头分离或发生移位。此步骤常有结石的移位,床体摆动结束后,需配合超声,进一步确定结石是否移位。

第四步　主振子振动(18 min)

俯卧位,肾上盏或部分肾中盏结石,调整床体为头高足低位。副振子平台处于振动状态。将主振子置于肾脏背侧体表投影区,肾上盏结石,主振子置于肋脊点(图 6-4、图 6-5、图 6-6),肾中盏结石置于肋腰点,肾盂结石置于腋后线。根据超声检查,若肾中盏结石平面低于肾门开口,则调整床体为头低足高位(图 6-7)。

根据结石大小、位置,按需调整振动强度。此外,患者也可采用侧俯卧、头高足低位,呈20°倾斜。患侧放置楔形垫垫高,此时肾门向下,漏斗与肾门呈上下垂直状态,利于结石进入肾门或输尿管(图 6-5)。

　　主振子排石的手法有主摆动法、推压法、抖动法、叩击法、按压法、犁田式及双振子振动法。此步骤的时间分配是连续操作 18 min。也可根据患者的身体状态,每操作 6 min,休息 3 min,做完 3 个 6 min 周期。

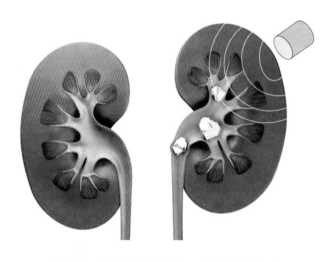

图 6-4　主振子置于肋脊点示意(肾上盏结石)

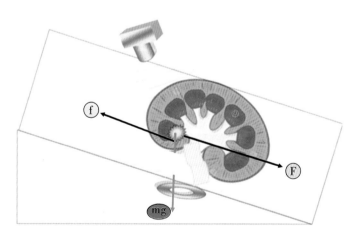

图 6-5　主振子置于肋脊点示意(肾上盏结石)

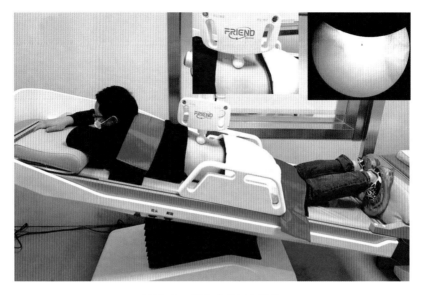

图 6-6　肾上盏结石 EPVL

调整床体为头高足低位，主振子置于肋脊点

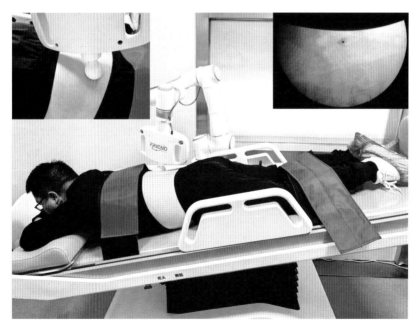

图 6-7　肾中盏结石 EPVL（肾中盏位置低于肾门）

头低足高俯卧位，主振子置于肋腰点

第五步 床体复位,患者休息(5 min)

床体复位,患者改为仰卧位,于排石床上休息,观察是否有不适感。同步可进行超声检查,检查结石的移动情况以及肾积水状态。

第六步 排尿,收集结石

若患者无明显不适,下移排石床,嘱患者稍许休息,待憋尿达极限时排尿,滤网收集结石,如见结石排出即送检结石成分分析。

第七步 排石间隔时间

每周 2~3 个治疗日,每日 1~2 次。

三、典型病例

病例 1:右肾上盏结石 EPVL(图 6-8)。

患者李某某,男,56 岁,患者因体检发现,右肾上极结石,结石大小 15 mm。行 ESWL 治疗,术后 1 周发现右肾上极碎石残块。患者无高血压、糖尿病病史。常规检查,无出凝血障碍,血、尿常规正常。平俯卧位 EPVL,每周行 3 次排石术,1 次/d。排石第 2 周后,碎石残块全部排出。复查 B 超、腹部平片示右肾上极结石消失。

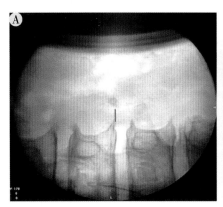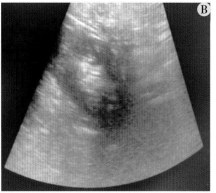

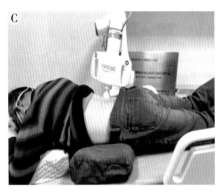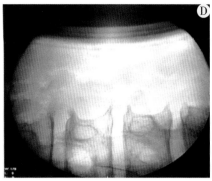

A、B. 术前 X 射线与超声影像图　C. 排石体位　D. 右肾上极残石排出

图6-8　患者排石的实时体位及影像

病例2:右肾盂 ESWL 碎石后残块 EPVL(图6-9)

患者陈某某,女,45 岁,患者因体检发现,右肾盂结石,结石大小 13 mm。行 ESWL 治疗,术后一周发现右肾盂碎石残块。患者无高血压、糖尿病病史。常规检查,无出凝血障碍,血、尿常规正常。因患者乳腺手术后近3 个月,不能采用俯卧位。取仰卧位腋中线 EPVL,每周行 3 次排石术,2 次/d。排石第 1 周后查 B 超及腹部平片,示右肾上极结石大部分排出,少许在输尿管内残留,按照输尿管结石排石方法继续排石,第 2 周后,再次复查 B 超,结石全部排出。

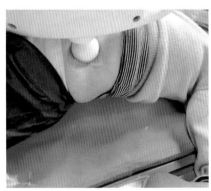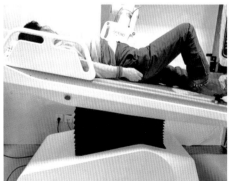

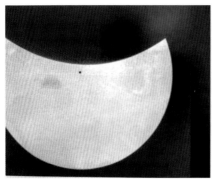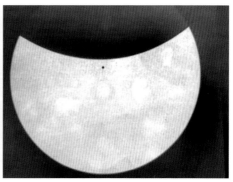

图 6-9　患者排石的实时体位及影像

（佘宇航　赵帅林）

第二节　肾下盏结石排石操作技术

一、解剖因素

肾下盏结石可以通过倒立、侧卧等方式促进结石排出,但在实施中很难精确把握"度"与"量",最终效果往往欠佳,甚至一些患者因为疾病或高龄等原因无法配合完成体位运动排石。微创治疗后的肾下盏残石排出率并不理想。影响肾下盏排石不利因素包括肾盂肾下盏夹角(IPA)、肾下盏宽度(IW)、肾下盏长度(IL)等解剖参数(图6-10)。

物理振动排石机可以在多维度下量化调整患者体位,以结石及其移动路径为调整目标,将肾脏"摆放"至有利于结石排出的位置,同时配合主副振子多方向振动,促进并推动结石排出(图6-11)。由于肾下盏较肾上盏更接近腹部,肾下盏结石通常采用头低足高仰卧位或侧卧位经腹部进行排石。主振子操作区域通常选择上输尿管体表投影区(图6-12)。但是在实际操作时,当主振子经上腹部振动时,患者舒适感不佳,并且有部分患者时常感觉腹部振动部位疼痛明显,并伴有恶心感。尽管不是解剖学的最佳路径,但临床实践证明主振子经背部路径振动,也能取得较好的临床效果,而且患者的舒适感会更好。因此,根据患者的耐受性与舒适感以及操作者的临床经验,主振子经腹部与经背部路径治疗均是推荐的路线(图6-13)。肾下盏开口较小时会影响排石效果,此时可用 ESWL 将结石碎为更小的颗粒,则有利于排石(图6-14)。

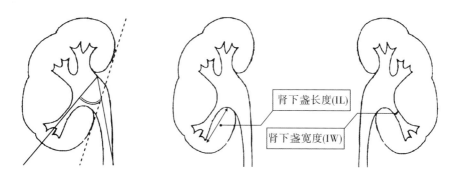

图6-10 肾盂肾下盏夹角、肾下盏长度和肾下盏宽度

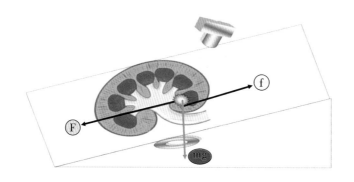

图6-11 肾下盏结石 EPVL 示意

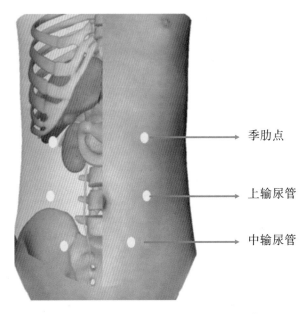

季肋点

上输尿管

中输尿管

图 6-12　主振子操作区域通常选择季肋点

肾下盏更近腹侧，肾上盏更近背侧　　　　　　仰卧位，肾下盏在上，结石容易进入肾

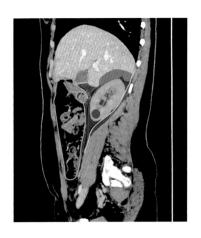

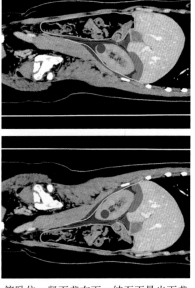

站立位，肾下盏结石不容易排出　　　　　　俯卧位，肾下盏在下，结石不易出下盏

图 6-13　肾下盏结石 CT 影像

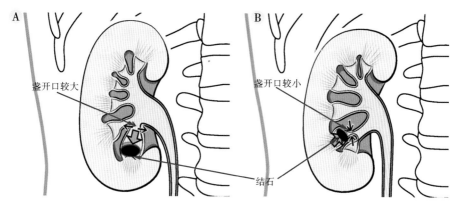

图6-14　肾下盏结石示意

肾下盏开口小,会影响排石效果,此时可用 ESWL 将结石碎为更小的颗粒,再行 EPVL,有利于排石

二、基本操作

第一步　开机

启动物理振动排石机,打开主副振子于工作状态。调整床体于合适的高度,检查固定装置。观察排石床的运行及安全状态。

第二步　适应性振动(3 min)

患者处于仰卧位或头高足低位,固定好足部及胸部,调整床体于水平位,打开副振子平台预振 3 min 后,观察及询问患者是否有不适。

第三步　床体摆动(5 min)

患者仍处于仰卧位,两腿并齐,两手放于胸部,进一步检查安全固定装置。床体前后摆动,摆动幅度 15°左右,摆动 5 min。此时,副振子平台处于同步的振动状态。床体摆动的目的使结石与肾下盏黏膜及肾乳头分离。此步骤常有结石的移位,床体摆动结束后,需配合超声,进一步确定是否有结石移位。

第四步　主振子振动(18 min)

患者首选仰卧位或侧仰卧位,仰卧位时肾下盏更接近腹部。调整床体为头低足高位(图6-15)。副振子平台处于振动状态。将主振子置于肾脏的(侧)腹部体表投影区进行振动,根据结石大小、位置,按需调整振动强度。振动可以用双主振子振动,并且振动过程可同步进行超声监测(图6-16)。若发现结石移至肾盂,则按肾盂结石排石法进行。

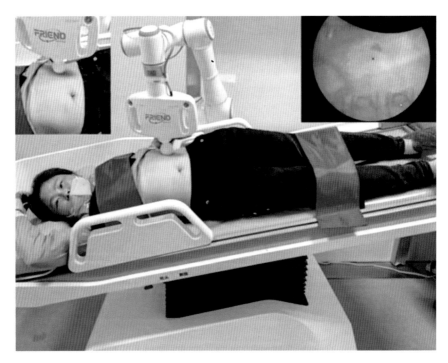

图6-15　肾下盏结石 EPVL

头低足高侧仰卧位,主振子置于肋季点

肾下盏结石也可采用头低足高俯卧位,由于俯卧位时,肾门开口向下,因此肾内结石 EPVL 时,俯卧位更符合排石的解剖学要求。俯卧位振动过程中,同步进行超声监测较为方便。若采用侧俯卧位,患侧放置楔形垫垫高,此时肾漏斗与肾门呈上下垂直状态,利于结石进入肾门或输尿管。左右呈20°倾斜。

排石的手法有摆动法、推压法、抖动法、叩击法、按压法、犁田式及双振子振动法。此步骤的时间分配是连续操作18 min。也可根据患者的身体状态,每操作6 min,休息3 min,做完3个6 min周期。

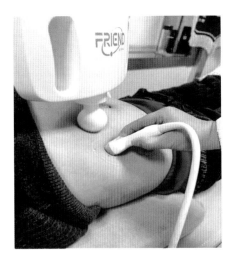 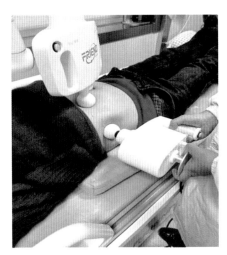

图6-16 双主振子振动同步超声监测

第五步　床体复位,患者休息(5 min)

床体复位,患者改为仰卧位,于排石床上休息,观察是否有不适感。同步可进行超声检查,检查结石的移动情况以及肾积水状态。

第六步　排尿,收集结石

若患者无明显不适,下移排石床,嘱患者稍许休息,待憋尿达极限时排尿,滤网收集结石,如见结石排出即送检结石成分分析。

第七步　排石间隔时间

每周2~3个治疗日,每日1~2次。

三、典型病例

病例1:右肾下极结石 EPVL(图6-17)

　　患者张某某,男,40 岁,患者因体检发现,右肾下极结石,结石大小 6 mm。无高血压、糖尿病病史。常规检查,无出凝血障碍,血、尿常规正常。分别采用仰卧位、侧卧位以及俯卧位进行排石。每周行 3 次物理排石术,1 次/d。每次连续进行体外物理振动排石 30 min。排石 2 周后结石排出。复查 B 超,腹部平片示右肾下极结石消失。

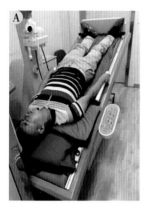
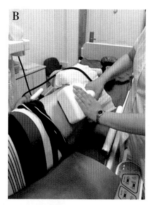
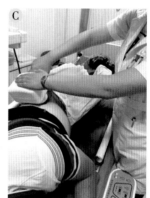

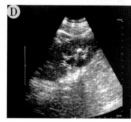
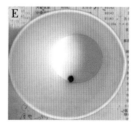

　　A.仰卧位,副振子振动,床体摆动　B.健侧卧位,摆动、推压法排石　C.俯卧位,将主振子置于肾脏背侧体表投影区　D.B 超声像图　E.排出的结石

图 6-17　右肾下极结石 EPVL

病例2:输尿管软镜术后肾下盏残石 EPVL(图 6-18)

　　患者陈某某,男,35 岁,肾结石输尿管软镜术后 1 周,发现肾下盏残石。采用头低足高仰卧位与俯卧位交替进行,每周行 3 次排石术,1 次/d。每次连续进行体外物理振动排石 30 min。排石治疗 2 周后,复查腹部平片示右肾下极结石大部分排出。

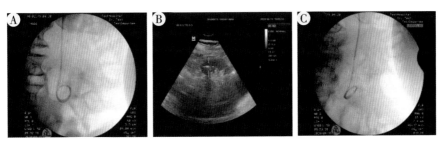

A、B.X射线与B超影像图　C.排石2周后,复查腹部平片示右肾下极结石大部分结石排出

图6-18　右肾下盏结石EPVL

病例3:体外碎石术后左肾下极残石EPVL(图6-19)

患者孙某某,女,55岁,体检发现左肾下极结石,体外碎石术后2周,左肾下极多发性残石。采用头低足高仰卧位与俯卧位交替进行,每周行3次排石术,1次/d。每次连续进行体外物理振动排石30 min。排石治疗2周后,复查腹部平片示右肾下极结石大部分排出。

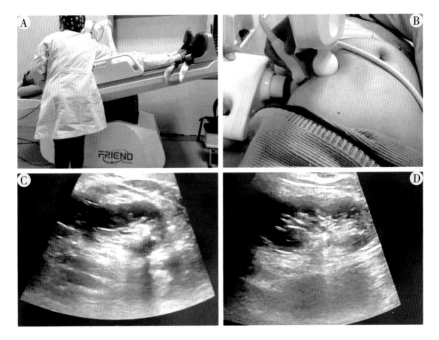

A、B.为头低足高仰卧位与俯卧位交替进行EPVL　C、D.为排石前后的超声声像图

图6-19　左肾下极结石EPVL

病例4:左肾下盏结石 EPVL(图6-20)

患者郑某某,男,26岁,身高180 cm,体重67 kg,2023年2月6日体检彩超提示左肾下盏结石,大小约5 mm×6 mm。确定结石位置后,给予体外物理振动排石治疗,仰卧位副振子振动6 min,使结石游离,然后右侧卧位,主振子置于患者肾下极位置,头低足高位,启动主振子,振动18 min。2 d后复查彩超提示结石已消失。

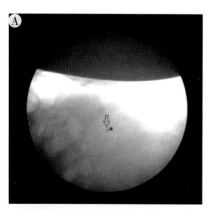
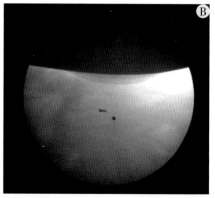
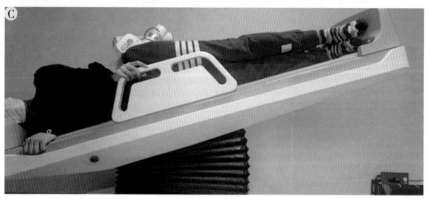

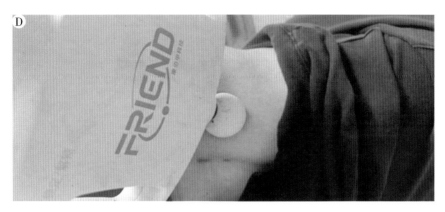

A、B.X 射线术前术后影像图　C.头低足高侧卧位　D.主振子放置的位置

图 6-20　左肾下盏结石 EPVL

病例 5：右肾结石软镜术后右肾下盏结石排石(图 6-21)

患者张某某,男,46 岁,身高 175 cm,体重 75 kg,2023 年 1 月 27 日因右肾结石于医院行输尿管软镜碎石治疗,1 个月后复查提示右肾多发残石,来我院,于 2023 年 3 月 1 日行头低足高左侧卧位体外物理振动排石治疗。

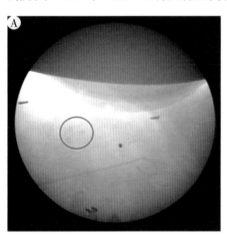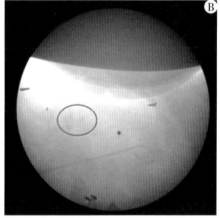

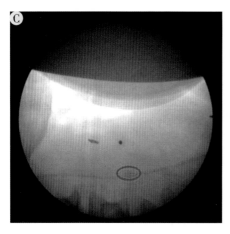
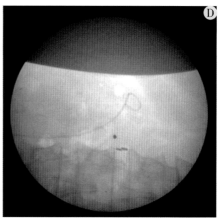

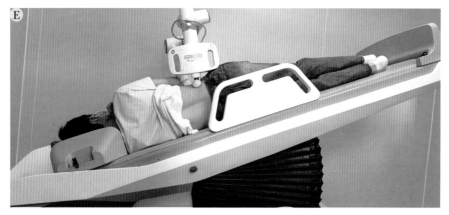

A. 术前 X 射线影像图,确定结石位置后,给予体外物理振动排石治疗,仰卧位副振子振动 6 min,使结石游离,然后左侧卧位,主振子置于患者肾下极位置,头低足高位,启动主振子,振动 18 min。

B. 第 1 次排石后 X 射线影像图。

C. 第 2 次排石后 X 射线影像图,排石后可见右肾下盏残石散开,并有部分已排入输尿管中。

D. 第 3 次排石后 X 射线影像图,见右肾残石基本排出。

E. 治疗体位

图 6-21　右肾结石软镜术后右肾下盏结石排石

病例6:左肾结石软镜碎石术后排石(图6-22、图6-23)

患者韩某某,男,44岁,左肾结石软镜碎石术后,2022年7月29日行左肾结石软镜碎石,2022年8月15日复查平片,提示左肾下盏残石,当日前来排石。透视下可见左肾下盏结石影。确定结石位置后,给予体外物理振动排石治疗,仰卧位副振子振动6 min,使结石游离,然后右侧卧位,主振子置于患者肾下极位置,头低足高位,启动主振子,振动18 min。二次排石后,复查X射线未见明显残石影。

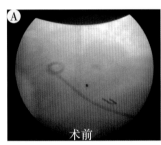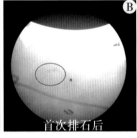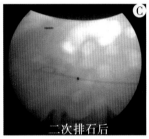

术前   首次排石后   二次排石后

图6-22 左肾结石软镜碎石术后二次排石

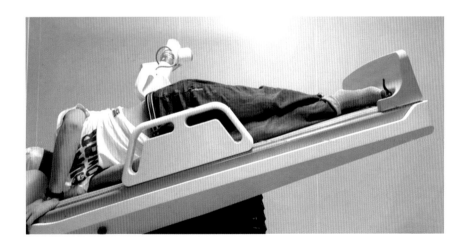

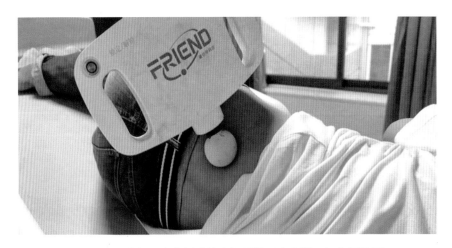

图6-23　头低足高右侧卧位主振子置于患者肾下极位置排石

（贾春萍　佘宇航）

第三节　输尿管上段结石排石操作技术

一、解剖因素

输尿管腹部体表标志,其上端为季肋点,季肋点是腹直肌外缘与肋弓的交叉点。第十肋肋弓的前缘的体表投影为肾盂的位置。沿着腹直肌外缘下行至髂前上棘间线与腹直肌外缘交叉点进入骨盆,由腹部移行至盆壁(图6-24)。输尿管有3个明显的狭窄部(图6-25):①上狭窄部在肾盂输尿管连接部,又名为上狭;②中狭窄部位于骨盆上口,输尿管跨过髂血管处,又名为中狭;③下狭窄部在壁段输尿管,又名为壁内狭,是输尿管的最窄处。输尿管狭窄部往往是结石滞留处。

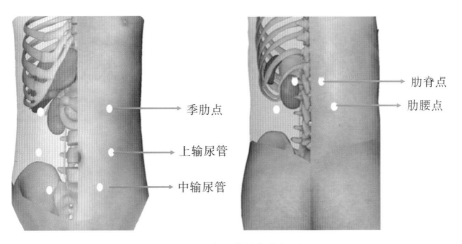

季肋点

上输尿管

中输尿管

肋脊点

肋腰点

图 6-24　输尿管的体表投影

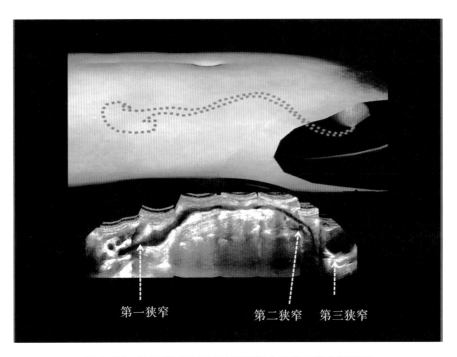

第一狭窄　　　　第二狭窄　　第三狭窄

图 6-25　输尿管下段结石致肾盂积水及输尿管全程扩张

　　输尿管的走行并非垂直下行,其全程有三个弯曲。第一个弯曲称肾曲,第二个弯曲称界曲,第三个弯曲称骨盆曲(图 6-26)。输尿管的分段见

图6-27。全程输尿管结石的 EPVL 操作方法基本相同,但上下段输尿管结石的操作各自又有其特点。输尿管结石可分为骶髂关节以上输尿管结石及骶髂关节以下输尿管结石。

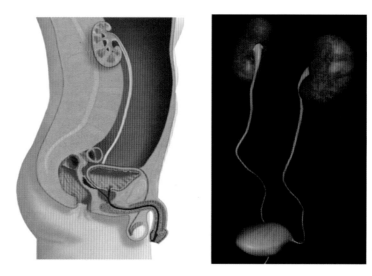

图6-26　输尿管的走行并非垂直而是呈"S"形

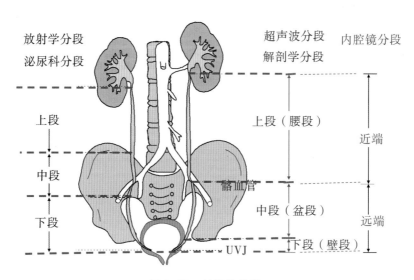

图6-27　输尿管分段

输尿管上段结石的 EPVL 操作路径的选择,主要是基于 CT 的影像图。从 CT 横断层面图像上可见,EPVL 主振子治疗的路径可选择经背侧或经腹侧入路(图6-28)。输尿管上段结石如较靠近髂嵴或在髂嵴以下,若经背侧 EPVL 入路时,EPVL 振动能量会被髂骨阻挡。因此建议较靠近髂嵴的输尿管上段结石,优先选择经腹侧入路进行 EPVL 治疗(图6-29)。

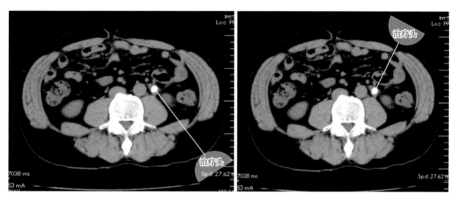

图6-28　骶髂关节以上输尿管结石 CT 平扫(轴位)

输尿管上段结石可选择经背侧或经腹侧 EPVL 路径

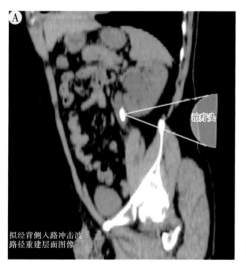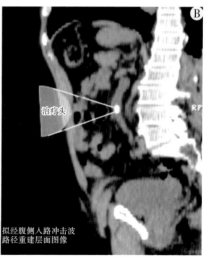

A.CT 平扫(轴位),输尿管上段结石经腹侧入路进行 EPVL　B.输尿管上段结石靠近髂嵴,EPVL 振动能量会被髂骨阻挡

图6-29　靠近髂嵴的输尿管上段结石 CT 平扫(矢状位)

二、基本操作

第一步　开机

启动物理振动排石机,打开主副振子于工作状态。调整床体于合适的高度,检查固定装置。观察排石床的运行及安全状态。每次新排石开始前,排石机应处于关机状态。

第二步　适应性振动(6 min)

首先使患者处于仰卧位,固定好足部及胸部,调整床体于水平位,打开副振子平台预振 3 min 后,观察及询问患者是否有不适。然后,超声检查确定是否有结石移位。适应性振动的目的使患者对 EPVL 有较好的适应性,同时有利于输尿管内结石发生松动。

第三步　床体摆动(3 min)

患者处于仰卧位,两腿并齐,两手放于胸部,进一步检查安全固定装置。床体摆动包括两个方向的摆动。首先,床体前后摆动,摆动幅度20°左右,然后左右摆动,摆动幅度15°左右。两种摆动形式交替进行。床体摆动 3 min。副振子平台处于同步振动状态。床体摆动的目的使结石与输尿管黏膜分离。此步骤常有结石的移位,床体摆动结束后,需配合超声进一步确定是否有结石移位。

第四步　主振子振动(18 min)

根据患者超声影像学提示结石的位置,采用不同 EPVL 体位。EPVL 路径可选择经背侧或经腹侧入路。头高足低仰卧位或头高足低侧卧位是常用的排石体位。主振子振动的同时,副振子平台同步振动。治疗的常用体位如下。

(1)头高足低仰卧位

此体位常分两步骤,首先,患者采用平仰卧位,主振子振动6 min,然后转头高足低仰卧位,主振子再振动12 min(图6-30)。此步骤操作过程中,建议有助手配合超声检查,实时观察操作力度、方向、定位以及结石移位情况。

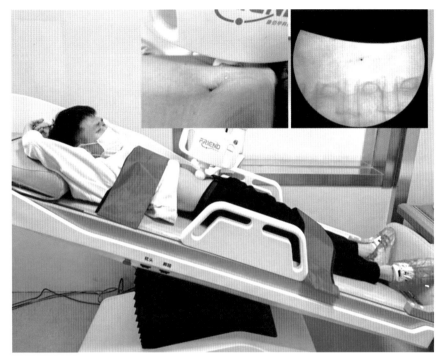

图6-30　输尿管上段结石 EPVL

头高足低仰卧位,主振子放置于脐旁 3 cm 处

（2）头高足低侧卧位

患者呈45°左右倾斜侧仰卧于排石机上,将床体调整为头高足低位。右侧输尿管结石采取左侧卧位,左侧输尿管结石采取右侧俯卧位。根据需要将主振子置于腹侧或背侧输尿管体表投影区或采用腋中线位置,也可于腹侧、背侧以及腋中线轮换进行振动。振动时主振子有向输尿管远端推动之力。操作时配合双振子振动(腹侧或背侧同步振动),可以提高排石率。

（3）头高足低俯卧位

患者俯卧位于床体上,固定好足部、胸部及腹部,调整床体为头高足低位,将主振子置于肾脏背侧体表投影区。主振子向输尿管远端推动。背侧操作时可配合双振子振动(背侧与腋中线同步振动),可以提高排石率。

（4）头高足低侧俯卧位

患者俯卧位于床体上,患侧放置楔形垫垫高,呈 20°倾斜。调整床体为头高足低位。主振子置于肾脏背侧体表投影区。主振子向输尿管远端推动。

（5）头低足高仰卧位

特殊情况下,也可采用头低足高仰卧位:患者以头低足高位呈 25°,仰卧于体外物理振动排石机上。用于较大结石嵌顿在输尿管第一狭窄部不能排出时,须将结石退回肾盂内进行体外碎石后,再进行排石。或输尿管上段石街挤压较为明显,也须将部分石街残石退回肾盂内,然后再进行排石。

主振子排石的手法有摆动法、推压法、叩击法、按压法、犁田式及双振子振动法。其中手法重点是主振子需有向输尿管远端推动之力。

此步骤的时间分配是连续操作 18 min。也可根据患者的身体状态,每操作 6 min,休息 3 min,做完 3 个 6 min 周期。

第五步　床体复位,患者休息(5 min)

床体复位,患者改为仰卧位,于排石床上休息,观察是否有不适感。同步可进行超声检查,检查结石的移动情况以及肾积水状态。

第六步　排尿,收集结石

若患者无明显不适,下移排石床,嘱患者稍许休息,待憋尿达极限时排尿,滤网收集结石,如见结石排出即送检结石成分分析。

第七步　排石间隔时间

每周 2~3 个治疗日,每日 1~2 次。

三、典型病例

病例 1:左输尿管上段残石(图 6-31)

患者蒋某某,男,51 岁,因体检发现,左输尿管上段结石,结石大小 12 mm。患者无高血压、糖尿病病史。常规检查,无出凝血障碍,血、尿常规

正常。先行 ESWL 治疗,术后 3 d,发现左输尿管上段残石呈石街状。再次行
ESWL,冲击石街的远端。ESWL 术后,取头高足低仰卧位,即行 EPVL。此
后,每周行 3 次排石术,1 次/d。排石第 3 周后结石排出。复查 B 超、腹部平
片示右输尿管上段石街消失。

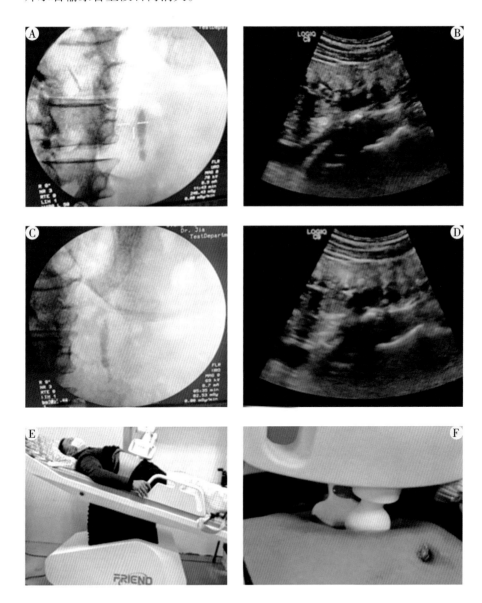

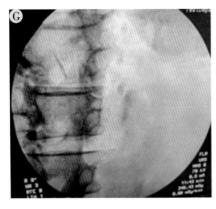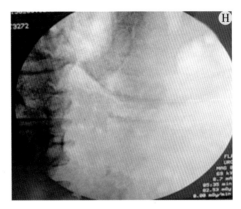

A 与 B. 排石前 KUB 与超声声像图　C 与 D. 第二次 ESWL 后的 KUB 与超声声像图　E 与 F. 首次 EPVL 实景图　G 与 H. 排石后第 3 周 KUB 与超声声像图

图 6-31　左输尿管上段结石 EPVL

病例 2：右侧输尿管上段结石 ESWL 术后排石（图 6-32、图 6-33）

患者王某伟，男，44 岁，身高 173 cm，体重 60 kg，间断右侧腰部疼痛 6 天余，于 2023 年 3 月 4 日于上海市建工医院行彩超提示：左侧肾盂分离约 20 mm，左侧输尿管上段结石，大小约 13 mm×9 mm。来院就诊，于 2023 年 3 月 8 日行体外冲击波碎石，碎石后见结石影变淡，结石形态变化。给予即刻体外物理振动排石，可见结石散开，部分结石向下端输尿管移动。二次排石后，有部分结石发生了明显移位。

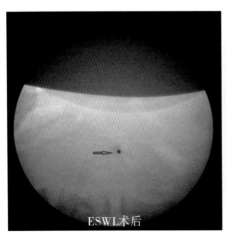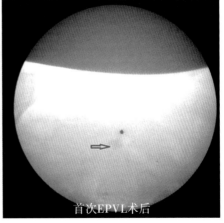

ESWL术后　　　首次EPVL术后

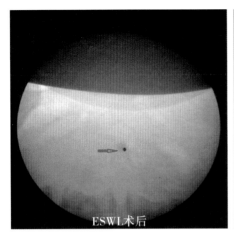
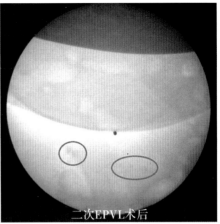

ESWL术后

二次EPVL术后

图6-32 右侧输尿管上段结石体外冲击波碎石术后二次排石

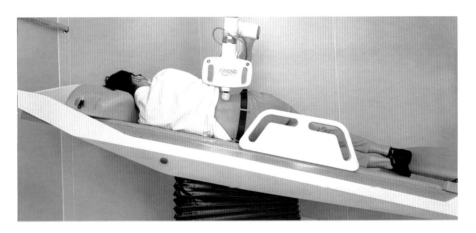

图6-33 头高足低左侧卧位主振子置于患者腋中线位置

（佘宇航 贾春萍）

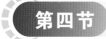

第四节 输尿管中段及下段结石排石操作技术

一、解剖因素

输尿管中段及下段位于骨盆内,在此位置的结石,EPVL 治疗多选择经腹侧入路(图 6-34、图 6-35)。输尿管下段结石进一步细分为壁内段结石和输尿管开口处结石,虽两者同属输尿管下段结石,但壁内段结石,因为解剖关系,壁内段外周是膀胱肌层,管腔压力相对大,壁内段结石相对输尿管开口处结石来说被黏膜包裹更加紧密,临床中这个位置 EPVL 效果要比输尿管开口位置差。

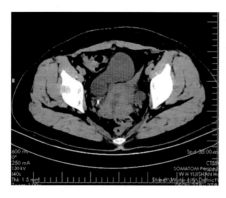

图 6-34 CT 平扫输尿管中下段结石

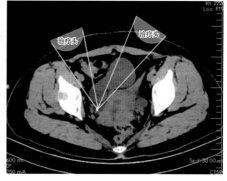

图 6-35 模拟 EPVL 入路的路径

在超声辅助下,以搏动的髂血管为参照物沿扩张的输尿管进行 EPVL(图 6-36)。采用经腹对侧路径 EPVL 治疗,具有更多的优势。经腹同侧EPVL 的不足主要有:同侧 EPVL 常会受骨性结构的影响,并且会对腹股区的神经产生影响。对侧 EPVL 治疗,可以更灵活地操作主振子。

　　输尿管下段也可尝试从臀部,经坐骨大孔入路进行 EPVL(图 6-37、图 6-38)。可减轻治疗时的腹部疼痛与不适感。输尿管壁段结石,若采用仰卧位,输尿管开口由下向上,经腹进行排石,由于推动力方向与振动的方向均与结石出来的方向不一致,不利于结石的排出(图 6-39)。然而将患者的体位由仰卧位改为俯卧位,此时输尿管开口由上向下,有利于结石排出(图 6-40)。经坐骨大孔和坐骨小孔进行振动排石可以取得较好的临床效果。定位坐骨大孔的要点在于找到髂后上棘(图 6-41),然后顺髂后上棘向下方 2.5 cm 寻找坐骨大孔。

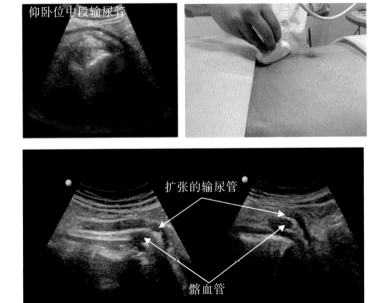

图 6-36　以髂血管为参照物

在超声辅助下,以搏动的髂血管为参照物沿续扩张的输尿管进行 EPVL

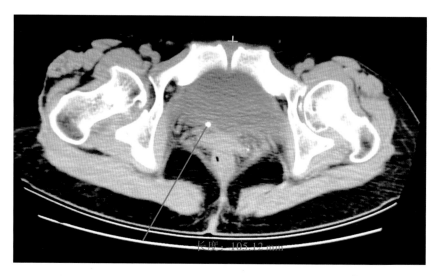

图 6-37　输尿管膀胱壁段结石

输尿管膀胱壁段结石可选择经坐骨大孔入路 EPVL

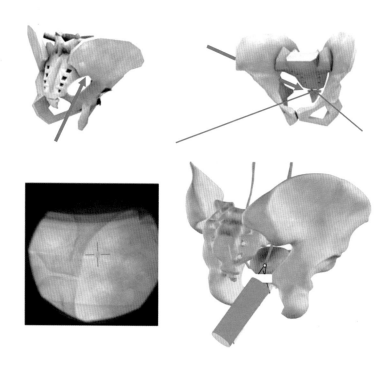

图 6-38　选择经坐骨大孔 EPVL 治疗

结石位置过深,经腹 EPVL 治疗有一定困难,可选择经坐骨大孔 EPVL 治疗

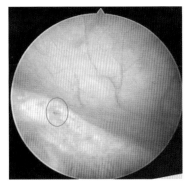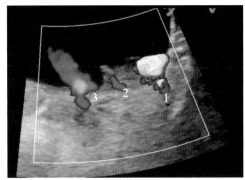

1. 输尿管开口结石　2. 血流　3. 对侧输尿管开口喷尿

图 6-39　仰卧位输尿管开口示意

　　采用仰卧位,输尿管开口由下向上,经腹进行排石,由于推动力方向与振动的方向均与结石出来的方向不一致,所以经腹进行排石有一定困难

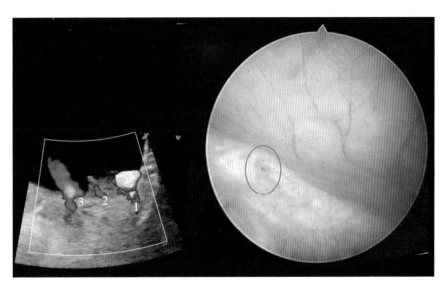

1. 输尿管开口结石　2. 血流　3. 对侧输尿管开口喷尿

图 6-40　俯卧位,输尿管开口示意

　　俯卧位,此时输尿管开口由上向下,有利于结石排出

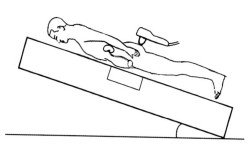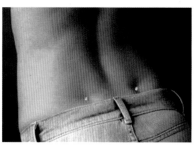

图 6-41 经坐骨大孔和坐骨小孔进行振动排石

白点处为髂后上棘

二、基本操作

第一步 开机

启动物理振动排石机,打开主副振子于工作状态。调整床体于合适的高度,检查固定装置。观察排石床的运行及安全状态。

第二步 适应性振动(6 min)

首先患者处于平仰卧位,固定好足部及胸部,调整床体于水平位,打开副振子平台预振 3 min 后,观察及询问患者是否有不适。进一步超声检查确定是否有结石移位。

第三步 床体摆动(3 min)

患者处于仰卧位,两腿并齐,两手放于胸部,再次检查安全固定装置。床体前后摆动,摆动幅度 15°左右,摆动 3 min。此时,副振子平台处于同步振动状态。床体摆动的目的是使结石与输尿管黏膜分离。此步骤常有结石的移位,床体摆动结束后,需配合超声,进一步确定是否有结石移位。

第四步 主振子振动(18 min)

根据患者超声影像学提示结石的位置,选择 EPVL 的路径,可选择头高足低仰卧位经腹侧入路,或头高足低俯卧经坐骨大孔入路。主振子振动的

同时,副振子平台同步振动。主振子振动采用多角度、多方向进行振动
(图6-42)。

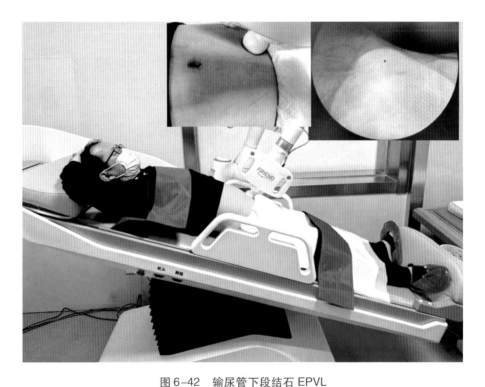

图6-42　输尿管下段结石EPVL

头高足低仰卧位,主振子放置于患侧腹股沟上3 cm交腹直肌外侧处

　　例如,患者取头高足低仰卧经腹侧入路,呈15°~25°仰卧于排石机
上,主振子放置于患侧腹股沟上3 cm交腹直肌外侧处,同时主振子头有向输
尿管远端推动之力,振动18 min。此外,在此步骤也可采用主振子非输尿管
体表投影区振动,选择经腹中线,主振子倾斜20°左右,斜向结石进行振动。

　　另外,患者也可取俯卧位,固定好足部、胸部及腹部,调整床体为头高足
低位,将主振子置于臀部或经坐骨大孔体表投影区(图6-43)。

　　此步骤的时间分配是连续操作18 min。也可根据患者的身体状态,每操
作6 min,休息3 min,做完3个6 min周期。主振子排石的常用手法有主摆
动法、推压法、抖动法、叩击法、按压法。

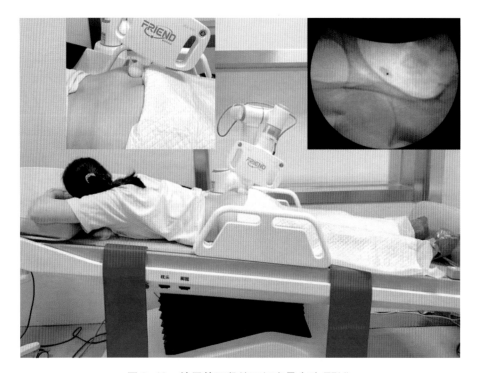

图6-43 输尿管下段结石经坐骨大孔 EPVL

头高足低俯卧位,将主振子置于臀部或经坐骨大孔体表投影区

第五步 床体复位,患者休息(5 min)

床体复位,患者改为仰卧位,于排石床上休息,观察是否有不适感。同步可进行超声检查,检查结石的移动情况以及肾积水状态。

第六步 排尿,收集结石

若患者无明显不适,下移排石床,嘱患者稍许休息,待憋尿达极限时排尿,滤网收集结石,如见结石排出即送检结石成分分析。

第七步 排石间隔时间

每周2~3个治疗日,每日1~2次。

三、典型病例

病例: 右输尿管下段结石残块(图6-44)

患者吴某某,男,48 岁,因体检发现,左输尿管下段结石,结石大小 14 mm。行 ESWL 治疗,术后一周发现左输尿管下段结石残块。患者无高血压、糖尿病病史。常规检查,无出凝血障碍,血、尿常规正常。头高足低仰卧位经腹侧入路 EPVL,每周行 3 次排石术,1 次/d。每次连续进行体外物理振动排石 30 min 左右(图6-45)。排石第 3 次后,结石排出,复查 B 超,腹部平片示右输尿管下段石街消失。

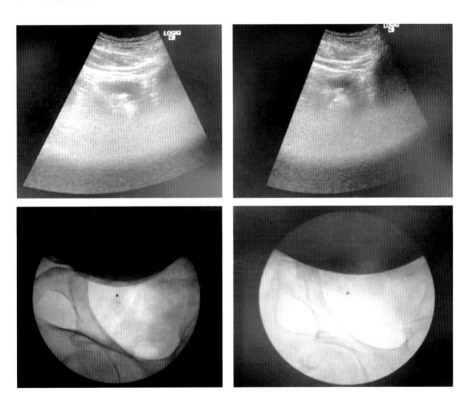

图6-44　排石前后 KUB 及超声声像图对比

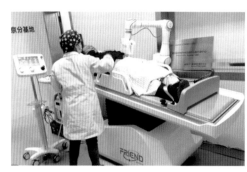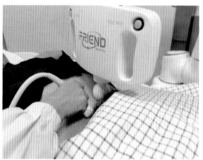

图 6-45　仰卧位 EPVL 配合超声实时检查

（吕建林　贾春萍　佘宇航）

第七章

特殊类型上尿路结石排石操作技术

第一节 儿童上尿路结石排石操作技术

　　儿童尿结石的治疗选择主要基于成人尿结石治疗的经验和技术。EPVL 被认为是治疗儿童上尿路结石的一种有效的选择。由于儿童尿结石 EPVL 的排石效率较高，因此 EPVL 时需控制排石速度与节奏，避免排石过快而形成石街。儿童患者的 EPVL 治疗的高效率是基于：①儿童皮肤至结石距离短，EPVL 的能量传导更有效；②组织含水量高，对 EPVL 阻抗较低，振动的波易透过，排石效率高；③儿童输尿管短，伸展性好，对 EPVL 排石的反应性好；④儿童结石通常多质地松脆，在 EPVL 振动情况下就发生粉碎，从而有利于排石。

　　然而，有几项因素影响儿童尿结石的 EPVL。患儿表述和行为能力的限制增加了 EPVL 的一定难度。对于不同部位的结石，无论考虑从背部或腹部 EPVL 治疗，都基于患儿的泌尿系解剖结构以及使用哪种类型的主振子，最好配有儿童特制的主振子。当主振子振动路径中有肠道积气时，谨慎实施 EPVL。

一、治疗前准备

EPVL 操作的室温应全程保持在 25 ℃ 左右。选择全身麻醉或静脉麻醉;较大岁数儿童,对疼痛有较好耐受,可单用镇痛药物或不用镇痛药物。术前静脉补液,麻醉前患儿需排空尿液。术前,最好在家长陪同下让患儿熟悉治疗环境与主振子的振动。

二、基本操作

第一步　开机与床体调整

启动物理振动排石机,打开主副振子处于工作状态。观察排石床的安全状态。由于考虑副振子的振动可能对儿童脑部的影响,建议采用副振子基座平台最低振幅,并对儿童脑部进行适合的保护。

第二步　适应性振动(3 min)

患儿处于仰卧位,固定好足部及胸部,调整床体于水平位,打开副振子平台预振 3 min 后,观察及询问患儿是否有不适。

第三步　主振子振动(12 min)

患儿首选仰卧位,根据结石的部位,选择头高足低位或头低足高位。副振子平台处于振动状态。将主振子置于肾脏腹部或背部体表投影区进行振动,根据结石大小、位置,按需调整震动强度。此步骤常有结石的移位,需配合超声定时检查,确定是否有结石移位。

排石的手法有摆动法、推压法、抖动法、按压法。此步骤的时间分配是连续操作 12 min。也可根据患者的身体状态,每操作 4 min,休息 3 min,做完 3 个 4 min 周期。

第四步　床体复位,患儿休息

床体复位,患儿于排石床上休息,观察是否有不适感。同步可进行超声检查,检查结石的移动情况以及肾积水状态。

第五步　排尿,收集结石

若患儿无明显不适,下移排石床,排尿并滤网收集结石,如见结石排出即送检结石成分分析。

第六步　排石间隔时间

每周 2~3 个治疗日,每日 1~2 次。

三、典型病例

病例 1:肾下盏残石 EPVL(图 7-1)

患儿陈某某,女,7 岁,体检发现肾下盏残石。采用俯卧位,每周行 3 次排石术,1 次/d。每次进行体外物理振动排石 10 min。排石 2 周后,复查腹部平片示右肾下极结石大部分排出。

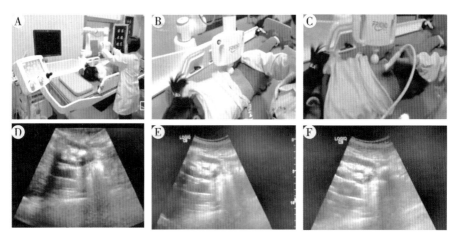

ABC. 为治疗操作　DEF. 为超声声像图治疗前后的对照

图 7-1　儿童肾结石的 EPVL

病例 2:左侧输尿管结石 EPVL(图 7-2)

患儿吴某某,男,3 岁,以"发现左输尿管结石半月"于 2018 年 8 月 29 日入我院,检查结果显示左侧输尿管结石,大小约 7 mm×6 mm,留置双 J 管后,给予体外碎石及排石治疗(无麻醉状态下进行 EPVL)。

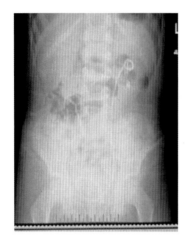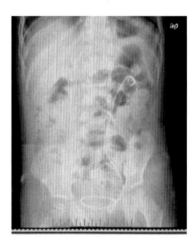

排石前　　　　　　　　　　　　排石后

图 7-2　儿童肾结石的 EPVL 术前后 KUB 比较

(吕建林　贾春萍　佘宇航)

第二节 输尿管石街排石操作技术

输尿管石街常见于各种微创手术后大量碎石屑在短时间内沿输尿管腔堆积而成,从而阻碍尿液的排出,伴或不伴有肾脏积水,这是微创手术后并发症之一。如患者输尿管石街时间超于 20 d、碎石屑颗粒较大、输尿管石街的头端处残石较大,伴严重泌尿系感染、中重度肾积水、肾功能不全以及全身出血性疾病患者,均不适合物理排石。

输尿管石街排石的操作要点是:①先倒回再排石,指长度较长石街,或挤压较紧的石街,不适合直接排石,而是采用头低足高仰卧位,通过 EPVL 将石街的近段碎石倒回肾盂或输尿管近段,从而致石街整体松动,在此基础上再通过 EPVL 治疗。②碎石后再排石,指石街头石较大,先行 ESWL 后,再做 EPVL。③水化后再排石,指 EPVL 前嘱患者饮水 300 mL,可使石街进一步松动,如此再行 EPVL。④先中部再两端,指先振动石街的中部,从而将石街内结石向两端移位,致石街整体松动,在此基础上,再通过 EPVL 将石街头部残石排出体外。

一、基本操作

第一步 开机

启动物理振动排石机,打开主副振子于工作状态。调整床体于合适的高度,检查固定装置。观察排石床的运行及安全状态。每次新的排石开始前,排石机应处于关机状态。

第二步 适应性振动(6 min)

患者处于仰卧位或头高足低位,固定好足部及胸部,调整床体于水平位,打开副振子平台预振 3 min 后,观察及询问患者是否有不适。若无明显不适,再次适应性振动 3 min。适应性振动的目的是使患者对 EPVL 有较好的适应性,并且在适应性振动的同时,由于副振子平台的振动,也可使石街发生松动。

第三步 床体摆动(6 min)

患者仍处于仰卧位,两腿并齐,两手放于胸部,进一步检查安全固定装置。床体前后摆动,摆动幅度 15°左右,摆动 3 min。此时,副振子平台处于同步的振动状态。床体摆动的目的使石街与输尿管黏膜分离,使整体石街发生松动。此步骤常有结石的移位,床体摆动结束后,需配合超声,进一步确定是否有结石移位。

第四步 主振子振动(18 min)

患者采用仰卧位,调整床体。主振子振动采用多角度,多方向进行振动。①骶髂关节以上输尿管石街的排石体位采用头低足高仰卧位,通过EPVL将部分石街倒回去。②骶髂关节以下输尿管石街,首先也是头低足高仰卧位,将部分石街倒回去,振动 6 min 后再转为为头高足低位,呈 20°倾斜。通过 EPVL 振动石街的中部,从而将石街内结石向两端移位。副振子平台处于振动状态。将主振子置于输尿管腹侧体表投影区,同时有向输尿管近端推动之力。根据结石大小、位置,按需调整振动强度。此外,骶髂关节以上输尿管石街患者也可采用侧俯卧位,患侧放置楔形垫垫高,此时肾门向下,有利于石街倒退回到肾门。

主振子排石的手法有摆动法、推压法、抖动法、叩击法、按压法、犁田式及双振子振动法。此步骤的时间分配是连续操作 18 min。也可根据患者的身体状态,每操作 6 min,休息 3 min,做完 3 个 6 min 周期。

第五步 床体复位,患者休息(5 min)

床体复位,患者于排石床上休息,观察是否有不适感。同步可进行超声检查,检查结石的移动情况以及肾积水状态。

第六步 排尿,收集结石

若患者无明显不适,下移排石床,嘱患者稍许休息,待憋尿达极限时排尿,滤网收集结石,如见结石排出即送检结石成分分析。

第七步 排石间隔时间

每周 2~3 个治疗日,每日 1~2 次。

二、典型病例

病例 1:左输尿管下段石街 EPVL(图 7-3)

患者陈某某,男,43 岁,在外院进行体外冲击波碎石后引起左输尿管下段石街,左侧腰部酸痛,门诊拟"左输尿管结石下段石街伴左肾积水"于2021 年 6 月 19 日入院。既往病史:2021 年 6 月 3 日于外院行"左输尿管镜下钬激光碎石术"术后恢复良好,既往有高血压病史,服用药物治疗,可控制。有"右侧腰肌劳损"病史。

入院当天即行抗感染处理。入院第 2 天上下午各行一次物理排石。每次连续进行体外物理振动排石 24 min。物理排石后均进行抗感染治疗。连续物理排石 1 周,每次排石后,排尿中均见有结石。1 周后复查 B 超,肾积水消除;腹部平片示输尿管下段石街消失。

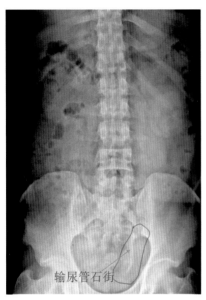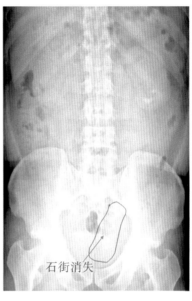

输尿管石街

石街消失

图 7-3 EPVL 术前术后的 KUB(输尿管石街)

病例 2:输尿管上段石街、输尿管下段石街 EPVL(图 7-4、图 7-5)

患者贺某某,男,32 岁,因右肾结石,在常规检查后排除 ESWL 禁忌证,行 ESWL 治疗。碎石完成后,出现肾绞痛,X 射线下发现输尿管上段石街。ESWL 后,患者休息 2 h,行体外物理排石。物理振动排石 24 min。次日,X 射线输尿管下段形成石街,输尿管上段石街消失。针对输尿管下段石街行物理排石。分别于术后第 3 天、术后第 5 天、术后第 7 天排石。术后第 10 天复查 X 射线,输尿管下段石街完全排除。

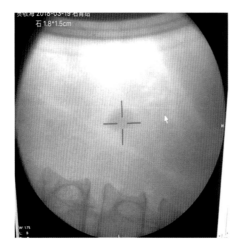
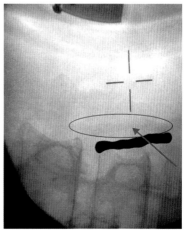

图 7-4 ESWL 碎石完成后有肾绞痛 X 射线发现输尿管上段石街

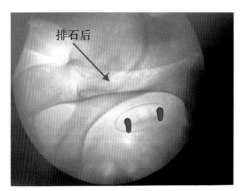
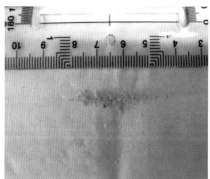

图 7-5 输尿管下段石街 EPVL 术后即有结石排出

病例 3:右侧输尿管上段石街 EPVL(图 7-6、图 7-7)

患者刘某某,男,51 岁,右肾结石行输尿管软镜碎石术后,取支架术后一周复查,发现右侧输尿管上段石街。行体外物理排石。机器臂主振子与手持主振子配合振动排石。仰卧位 EPVL,每周行 4 次排石术,1 次/d。每次连续进行体外物理振动排石 25 min 左右。每次排石后均有碎石排出。排石第3 周后,结石完全排出。复查 B 超、腹部平片示右输尿管下段石街消失。

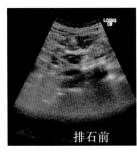 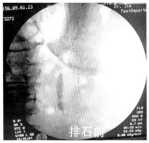 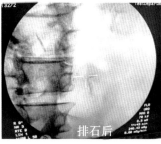

图7-6　输尿管上段石街排石前后的对照

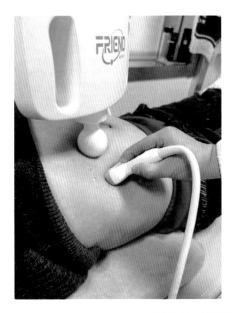 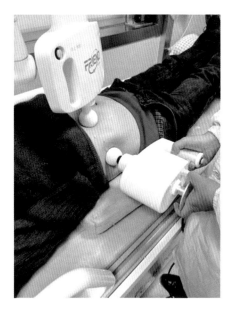

图7-7　输尿管上段石街EPVL

患者排石体位及机器臂主振子与手持主振子配合振动排石

病例4：左侧输尿管末端石街EPVL（图7-8、图7-9）

王某某，女，42岁，2022年2月11日因左侧肾结石伴输尿管结石，于科室行软镜碎石术，3月20日拔除左侧输尿管支架后，透视下见左侧输尿管末段石街形成，长度约3 cm。遂行体外物理振动排石治疗。确定结石位置后，给予体外物理振动排石治疗，仰卧位副振子振动6 min，使结石游离，然后主振子置于患者小腹，头高足低位，启动主振子，振动12 min。

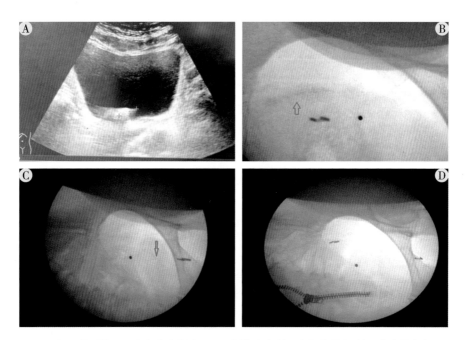

A 与 B.排石前 KUB 与超声声像图　C.一次排石后,结石大部分排出,输尿管末端残余少

量结石　D.第二次排石后 KUB 声像图,结石完全排出

图 7-8　左侧输尿管末端石街 EPVL

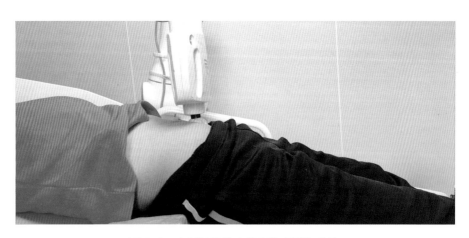

图 7-9　左侧输尿管末端石街 EPVL 体位

头高足低仰卧位,主振子放置于左侧腹股沟上 3 cm 于腹直肌外侧交界处

病例5：右肾结石 ESWL 术后发生石街，行 EPVL（图7-10、图7-11）

张某，女，22岁，身高163 cm，体重56 kg，2023年3月30日行右肾结石体外冲击波碎石，术后石街形成。透视下可见右肾肾盂输尿管连接部石街影，确定结石位置后，给予体外物理振动排石治疗，仰卧位副振子振动6 min，使结石游离，然后右侧卧位，主振子置于患者肾下极位置，头高足低位，启动主振子，振动18 min。排石两次后复查：石街已排出。

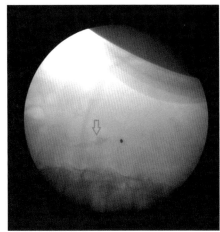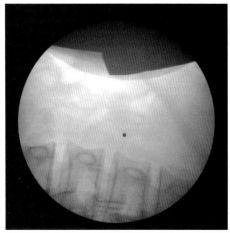

图7-10　右肾结石 ESWL 术石街 EPVL

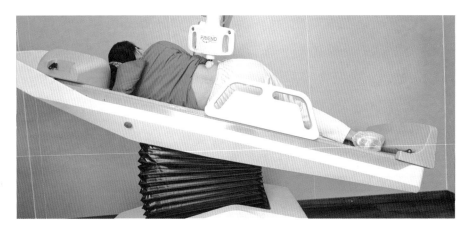

图7-11　右肾结石 ESWL 术石街 EPVL 体位

头高足低右侧卧位，主振子放置于患者肾下极位置

（吕建林　贾春萍　佘宇航）

第三节 输尿管支架结壳的物理振动排石处理

双J管自1978年首次被报道以后,其应用于临床实践至今已有50多年的历史。支架在泌尿外科疾病中应用也越来越广泛,结石手术后留置输尿管支架已成为常规,其具有引流尿液、预防粘连和狭窄、促进输尿管愈合等作用。然而,输尿管支架的使用仍然与一些不良反应相关。常见的不良反应包括感染,移位,结壳,支架管相关症状如腰痛、排尿不适、血尿等。

结壳的机制比较复杂。首先,支架置入早期,诸如白蛋白、α_1-抗胰蛋白酶蛋白、免疫球蛋白以及组蛋白 $H_2\beta$ 和 $H_3\alpha$ 等宿主蛋白、多糖等大分子在支架表面聚积,通过静电和支架表面介质相互作用,从而形成"条件膜"。其次,其他蛋白和细菌相继黏附在该层"条件膜"上,细菌通过鞭毛和菌毛等结构与支架表面材质接触,并沿着支架表面移动,引起微菌落定植、聚集、增殖,促进"生物膜"的形成。然后,除了首先沉积的细菌外,其他菌落也定植到"生物膜"上,包括支架相关尿路感染的细菌,如大肠杆菌、肠球菌和葡萄球菌;这些菌落进一步合并、增殖,形成连续的细菌层,根据其代谢活动差异固定在支架不同的区域,从而形成复杂的生物膜网络。没有尿路感染的情况下,其他因素如结石病史以及尿液过度饱和引起的支架管结壳成分主要为含钙结石。一旦发生尿路感染,尤其是感染产脲酶细菌时,尿素被脲酶分解导致尿液 pH 值升高,钙、镁磷酸盐溶解度改变并结晶析出,这些无机物与细菌附着在支架管表面参与"生物膜"的形成。结壳按严重程度分为五级:①石痂位于支架膀胱端;②石痂位于支架肾脏端;③肾脏端及近端都有结石;④石痂同时存在于肾脏和膀胱端;⑤整个支架都被覆石痂。双J管结壳发生的位置及程度决定治疗方案的选择,双J管结壳多出现在支架管两端和侧孔,尤其以膀胱段明显。输尿管双J管一旦发生结壳,拔除双J管将十分困难(图7-12)。

　　双J管除非被遗忘时间过长,一般结壳比较疏松,不过于坚硬。物理振动排石技术是主要是利用振动等作用可对结石产生松绑、驱动及碎石作用。因此,可以应用体外物理振动排石机处理部分因输尿管支架结壳致拔管困难的患者。由于振动的作用可致支架结壳松懈,从而有利于支架管的取出。治疗的重点是输尿管双J管的肾盂及膀胱内的卷曲段与直体部移行处的结痂,恢复支架管的伸展性,同时还可以松解支架管与输尿管黏膜间的粘连。

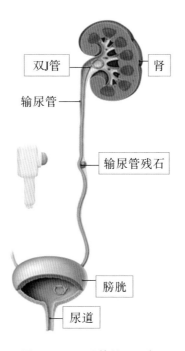

图 7-12　双 J 管结石示意

　　基本操作如下:

第一步　开机

　　启动物理振动排石机,打开主副振子于工作状态。调整床体于合适的高度,检查固定装置。观察排石床的运行及安全状态。

第二步　适应性振动(6 min)

此步骤分为两步,即仰卧位适应性振动与俯卧位适应性振动。首先患者处于仰卧位或头高足低位,固定好足部及胸部,调整床体于水平位,打开副振子平台预振 3 min 后,观察及询问患者是否有不适。若无明显不适,患者改变体位为俯卧位,再次适应性振动 3 min。适应性振动的目的是使患者对 EPVL 有较好的适应性,并且在适应性振动的同时,由于副振子平台的振动,也可使输尿管支架上石垢发生松动。

第三步　床体摆动(3 min)

患者仍处于仰卧位,两腿并齐,两手放于胸部,进一步检查安全固定装置。床体前后摆动,摆动幅度 15°左右,摆动 3 min。此时,副振子平台处于同步的振动状态。床体摆动的目的使石垢与输尿管黏膜分离,使输尿管支架上的石垢进一步发生松动。配合超声检查,进一步确定是否有输尿管支架移位或结石从支架下脱落。

第四步　主振子振动(18 min)

患者采用仰卧位,调整床体。副振子平台处于振动状态。双 J 管头端环为 EPVL 主要目标区域。将主振子置于双 J 管肾端结壳投影区,按需调整振动强度。主振子振动采用多角度,多方向进行振动。此步骤的时间分配是连续操作 18 min。也可根据患者的身体状态,每操作 6 min,休息 3 min,做完 3 个 6 min 周期。

第五步　床体复位,患者休息(5 min)

床体复位,患者于排石床上休息,观察是否有不适感。

第六步　拔除双 J 管

结合 X 线观察肾端结壳是否已松开,考虑拔除双 J 管。

(许长宝　赵帅林)

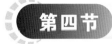 **马蹄肾结石排石操作技术**

马蹄肾是一种最常见的肾融合畸形,常伴有肾结石(图7-13)。两肾下极在脊柱大血管前相互融合,形似蹄铁而得名。马蹄肾是一种发育异常,源于胚胎时期左右输尿管芽的内侧分支相互融合,从而诱导了双肾下极相互融合。大约95%的融合部位发生在肾脏下极,形成所谓的峡部。峡部为两肾下极的实质性组织或纤维组织。马蹄肾病理形态特征是:双肾因旋转不良而使肾盂位于肾脏前方;双肾长轴由正常的"八"字形变为倒"八"字形;输尿管走行跨越双肾峡部;肾血管变异较大。

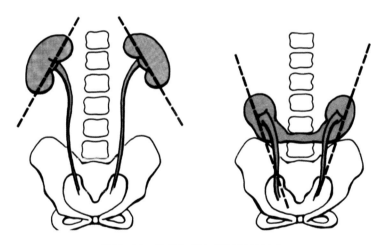

图7-13 正常双肾与马蹄肾的示意

正常双肾呈八字形,下极融合的马蹄肾则为倒八字形,且位置比正常低

大约90%的马蹄肾患者可发生肾积水,其原因是:①输尿管在肾盂高位开口;②肾盂肾盏因转位不良而致扭曲;③输尿管在跨越峡部处向前移位,偏离度与峡部厚度一致;④可能伴发输尿管反流。

马蹄肾结石的 EPVL 操作与正常肾结石的 EPVL 治疗相类似,但也有其特殊性。必须在影像学检查基础上,制定个体化排石方案,始终将结石排出通道调整为"下坡"通道,并选择合适的主振子作用位置。

一、基本操作

第一步　开机与床体调整

启动物理振动排石机,打开主副振子于工作状态。观察排石床的工作状态。

第二步　采用适合体位,适应性振动(2 min)

患者平仰卧于排石床上,两腿并齐,两手上举。此体位有利于主振子于两肋部肾前区触压按摩。打开副振子基座平台预振 2 min,使得患者有较好的适应过程。

第三步　副振子振动,结合床体摆动(6 min)

患者取仰卧位,两腿并齐,两手上举。排石床体上下摆动,副振子振动。

第四步　主振子振动,副振子辅助性振动(12 min)

将主振子置于肾脏(侧)腹侧体表投影区,根据结石大小、位置,按需调整振动强度。根据需要调整床体为头高足低位或头低足高位,或侧卧位。

主振子排石的常用手法有摆动法、推压法、抖动法、叩击法、按压法及双振子振动法。

第五步　床体复位,患者休息(3 min)

床体复位,患者于排石床上休息,观察是否有不适感。同步可进行超声检查,检查结石的移动情况以及肾积水状态。

第六步　排尿,收集结石

若患者无明显不适,下移排石床,嘱患者稍许休息,待憋尿达极限时,嘱排尿,滤网收集结石,如见结石排出即送检结石成分分析。

第七步　排石间隔时间

（1）每次排石结束后观察 30 min。

（2）每周 2～3 个治疗日，每日 1～2 次。

二、典型病例

病例 1：马蹄肾右肾结石（图 7-14）

乔某某，男，52 岁，以"体检发现右肾结石 15 d"于 2019 年 11 月 7 日入院，行 B 超检查示右肾结石，进一步检查 CT 发现马蹄肾，右侧多发肾结石并积水，行"超微经皮肾镜联合输尿管软镜右肾结石钬激光碎石取石术"，术后 40 d，给予患者物理振动排石治疗。排石方法同肾下极物理排石。3 周排石后，大部分结石排出。

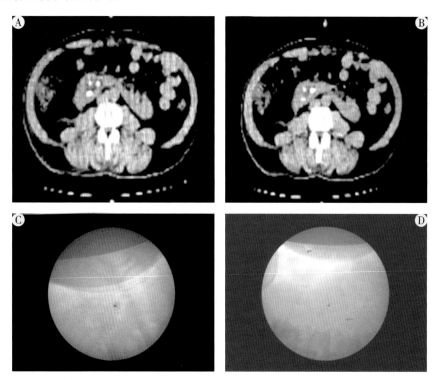

A、B. 为 CT 影像图　C. 一周排石后透视　D. 三周排石后透视

图 7-14　马蹄肾 EPVL

病例2：马蹄肾左肾结石(图7-15)

李某某,男,67岁,以"体检发现左肾结石6年余"于2020年2月27日入住我院,CT检查显示马蹄肾,左侧肾结石,大小约2.3 cm×0.7 cm,行"输尿管软镜下左肾结石钬激光碎石术",并体外物理振动排石治疗。排石方法同肾结石物理排石。5周排石后,大部分结石排出。

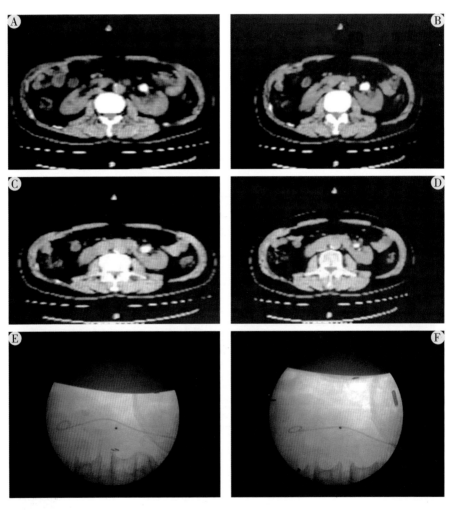

A~D.CT影像图　E.排石前透视　F.5周排石后透视

图7-15　马蹄肾 EPVL

(吕建林　贾春萍　佘宇航)

第八章

肾绞痛的治疗

第一节 肾绞痛的病因诊断与临床特点

　　继发于输尿管结石的肾绞痛是人类已知最严重的疼痛类型之一。急性肾绞痛是上尿路结石引起的反应性肌肉收缩所致,发生机制有二:①结石在肾盂、输尿管内急促移动或突发嵌顿,导致上尿路急性梗阻,管腔内壁张力增加,这些部位的疼痛感受器受到牵拉后引起剧烈疼痛;②输尿管或肾盏壁水肿,平滑肌缺血使炎症介质增加,激活了疼痛感受器,进一步加重了痛感。

　　当上尿路梗阻持续不缓解时,将会发生一系列病理生理改变。在急性上尿路完全梗阻模型中,最开始的 1.5 h 内,肾盂压力和肾血流量都是增加的,而在随后的 4 h 里,肾盂压力仍将增高,但肾血流量却开始衰减。随着梗阻继续,肾盂压力和肾血流量均开始衰减。最初的肾血流量增加是由前列腺素所介导,同时,它还存在利尿作用,使得肾盂内压力继续增大,肾血流量在皮质和髓质重新分布。随着血流量的进一步减少,还将影响肾小球滤过率、肾血流量及肾氧化代谢,这些生理生化的指标在数小时内下降,并在单侧输尿管闭塞 2 h 后达到最低值。因此,当结石造成的梗阻影响到肾功能时,最佳的治疗是通过去除结石来减少肾损伤的风险。肾绞痛并非独立的一种疾病,因此,解除梗阻是最重要的治疗目的。现有的治疗方式主要包括药物治疗和外科治疗。镇痛药与解痉药联合使用是临床常用的治疗方式,镇痛药包括非甾体类镇痛抗炎药和阿片类镇痛药,解痉药包括 M 型胆碱受体阻滞剂(硫酸阿托品和 654-2)、黄体酮、钙离子通道阻滞剂(硝苯地平)、α 受体阻滞剂(坦索罗辛)。治疗肾绞痛的药物繁多,而且使用也不够规范,实际作用有限。解痉药的弊端是减慢输尿管的蠕动,不利于排石,这也是不主张单独使用解痉药的理由。

当疼痛不能被药物缓解或结石直径大于 6 mm 时,应考虑外科治疗,包括经皮肾镜碎石取石术、输尿管镜碎石取石术、体外冲击波碎石治疗。对比三种术式,经皮肾镜虽然结石清除率较高,但其创伤性较大,后患者恢复较慢,且术中容易出现大出血、盏颈撕裂,术后出现感染性休克等手术并发症;输尿管软镜也有较大的侵入性,且部分肾结石需要二期处理,延长治疗期,术后也需对患者进行主动排石。研究表明,对于不同部位的上尿路结石患者,在行输尿管软镜碎石术治疗后,其结石清除率在 70% ~95%。其中对于输尿管上段及肾中、上盏的结石,输尿管软镜术后结石清除率可达到 95% 以上,而对于肾下盏结石,输尿管软镜术后结石清率约为 80% 甚至更低;而体外冲击波碎石创伤较小、不需麻醉、门诊可治疗,但也存在肾下盏结石相对于其他肾盏结石的清除率要低的问题。格拉夫(Graf)曾研究报道了肾下盏结石、中上盏结石、ESWL 后结石排净率分别为 58%、76%、78%。所以,采用一种简单的、无创的、有效的排石技术是目前需要考虑的问题。

我国自主研发的体外物理振动排石机是目前国内唯一通过主动排石提高排石效率的设备,它利用主、次振动装置发出的简谐波,对结石沿着泌尿系统下排产生强大的助推作用,从而使残石快速、有效地排出体外。其基本原理是采用惯性制导的多向物理简谐振动技术,底座简谐激发平台提供简谐波使其产生横向加速度,使结石与泌尿系统内腔道分离。体外物理振动辅助排石具有便捷性,结石通常在两至三期治疗后,即可排出体外。排石较彻底,可排出多发性结石、碎石及手术后残留结石。该方法更加安全,确保脏器无损伤,同时提高了结石清除率、缩短了排石周期、减少了止痛药物用量、防止石街形成、减少了术后并发症。

第二节 物理振动排石缓解肾绞痛的临床应用

EPVL可以快速缓解输尿管结石所致肾绞痛,而被逐渐重视。近来研究发现EPVL治疗肾绞痛的疼痛缓解率达到91.2%,当日结石排除率为25.8%,1周结石排除率为62.5%。物理排石是肾绞痛的新辅助治疗手段之一。

一、入选条件

影像学明确肾绞痛病因为结石所致、ESWL术后或软镜术后出现的肾绞痛及取输尿管支架术后残石所致肾绞痛,并且肾周无明显渗液,无明显全身感染或严重泌尿系感染者,可考虑选择物理振动排石。

二、排石操作

1. 治疗前准备

与输尿管结石的物理排石相类似。疼痛非常剧烈者,先止痛,后行排石。

2. 排石体位

根据结石的部位,可选择头高足低位或头低足高位。

(1)头高足低位:是肾绞痛最常用的排石体位。患者以头高足低位呈25°~35°平仰卧于排石机上。

（2）头低足高位：患者以头低足高位呈15°，俯卧于物理振动排石机上。用于较大结石嵌顿在输尿管第一狭窄部不能排出，须退回肾盂内进行碎石后再进行排石的体位。

3. 排石方法

（1）开机与床体调整

患者取仰卧位。启动物理振动排石机，打开主副振子于工作状态。根据患者超声影像学提示结石所在不同位置，嘱患者采取不同卧位。固定足部及胸部，调整床体。根据超声监测结石位置，将主振子置于结石的不同的体表投影区，根据结石大小、位置，按需调整震动强度，协同副振子基座平台的振动驱使结石排出体外。主振子手法要较非肾绞痛患者轻。

（2）排石时间分配

1）0～6 min：床体上下摆动，副振子运动，使结石与肾盏或输尿管相分离。

2）7～12 min：副振子运动，主振子物理振动及触压推移，直接推动结石移动。

每次连续进行体外物理振动排石12 min，若病情需要，以上动作可重复进行2次。

（3）排石的常用手法

主要是摆动法和抖动法。

（4）排石后处理

排石后，观察肾绞痛的缓解情况，询问患者的感受。嘱患者稍许休息，待憋尿达一定程度后，排出尿液，滤网收集结石，如见结石排出即送检结石成分分析。若疼痛仍不缓解，需药物止痛治疗。

（5）重复物理排石的间期

一日可进行1～2次排石。每周2次。

三、注意事项

在治疗过程中应采取何种最佳体位,尚无定论。通常取头高足低仰卧位。在物理振动排石后,结石"松解",疼痛往往也缓解。但随着结石可能再次下移,疼痛再发。若结石较大或输尿管远端狭窄可能导致排石失败。最近研究显示,头低足高位可以更好地缓解输尿管结石引起的肾绞痛,结石梗阻后,上段输尿管扩张积水,结石更容易向管径较粗的输尿管上段移动。另外,若肾周有渗液,不易主副振子于肾区振动。

(刘泽贞　朱　玮　郑晓鹏)

第九章

物理振动排石术的并发症及预防

    物理振动排石术(EPVL)作为一种非侵入性、无痛苦的治疗技术,已成为尿路结石目前主要的排石方法。该技术自发明以来广泛在临床上应用,总体是安全有效的。EPVL 的总体并发症发生率很低,不足 3%。并发症主要为局部皮肤损伤、疼痛、残石、血尿、发热等轻度并发症,而严重并发症发生率极低,不足 0.1%。并发症多发生于术后 1 周内,目前尚未观察到 EPVL 可引起远期并发症(≥3 个月)。只要严格掌握 EPVL 适应证和禁忌证,选择合适的结石患者,妥善处理泌尿系感染等一些高危因素,优化治疗方案,以及术后密切的观察及随访就可提高 EPVL 的安全性,完全避免严重并发症的发生。本章节将对 EPVL 的并发症及相关预防策略做一阐述,希望为临床医生的实践操作提供参考。随着新一代 EPVL 设备的发展及排石技术的提高,更谨慎地预防并发症将进一步提高 EPVL 的安全性,从而使 EPVL 更加广泛的应用于临床。

(一)局部皮肤损伤

    局部皮肤损伤是 EPVL 最常见的并发症之一。患者在行 EPVL 后,在振动的区域可出现局部皮肤发红或红斑的情况。皮损多为轻度且局限,患者无明显不适,保守治疗后多可自愈。建议主振子振动时,常规局部使用医用耦合剂,如此可以降低皮肤损伤的可能性。

（二）血尿

EPVL 术后肉眼血尿较为常见，影响因素较多。血尿多由于在排石过程中，结石移动造成的黏膜损伤所引起。一般在排石后的第一次排尿时血尿较为明显。之后血尿将逐步变淡，大部分患者肉眼血尿均可在一天内消失，并不会引起其他特殊不适。肉眼血尿较为严重的患者，可建议患者多饮水，适当减少活动，多数患者血尿可逐步缓解。对于极少数血尿持续时间长且较为严重患者，可行泌尿系 B 超或者 CT 检查，以排除有无肾脏损伤等并发症。同时还需检测凝血功能以便排除凝血功能障碍。

（三）疼痛

在排石过程中，在振动的术区以及同侧上尿路走形区域可产生疼痛。疼痛的主要原因为：一是局部皮肤或肌肉受到振子振动产生的疼痛。这类疼痛比较轻微、局限，多数患者可自行缓解，少数患者通过服用止痛药（如非甾体抗炎药）也可缓解。二是由于排石过程中，碎石引起输尿管暂时性梗阻，导致肾绞痛的症状，表现为患侧腰腹部突然发生剧烈绞痛，患者往往难以忍受，严重者同时可伴恶心、呕吐、大汗淋漓、面色苍白、辗转不安等症状。对于出现肾绞痛的患者可给予解痉、止痛处理。若肾绞痛持续未能缓解，可行泌尿系 B 超或者 CT 检查明确尿路梗阻情况，必要时置入输尿管内支架缓解疼痛。

排石过程中导致的肾绞痛应重视预防，严格选择 EPVL 的适应证，应尽量避免对负荷较大的结石，或残石较多的结石患者行 EPVL，必要时根据结石负荷大小分期排石，行多期 EPVL。

（四）石街

石街是大量碎石在短时间内沿着输尿管腔堆积所致。石街发生的几率与排石前残石的大小和数量有直接关系。若排石前残石直径较大、数量较多，术后石街发生率也越高。石街最常见的症状包括患侧肾绞痛、尿路感染和肾功能不全。少部分患者的石街明显症状,容易造成患者延误治疗时机,因此 EPVL 术后要及时进行影像学的检查。临床上应当严格把握排石的适应证,主张大负荷结石先碎石,再分次 EPVL。

石街形成的主要原因包括:①排石前碎石数量较多,碎石直径较大,导致碎石大量短时间内排入输尿管;②排石间隔时间短,第一次 EPVL 后碎石尚未完全排除又进行第二次 EPVL 排石;③患者合并有泌尿系梗阻,尿路不畅,排石受阻;④患肾功能较差,产生尿液不足,导致排石困难。

石街一旦形成,可嘱患者多饮水,适当运动,服用 α 受体阻滞剂等药物促进结石排出等保守治疗,部分患者石街可自动缓解。若保守治疗失败,可试行重复行 EPVL、体外冲击波碎石、置入输尿管内支架、输尿管镜碎石术或经皮肾造瘘术等方法,尽早解除梗阻,保护肾功能,避免感染。

(五)感染

在 EPVL 的过程中,碎石在排石的过程中可对肾脏、输尿管小血管(黏膜)造成损害,导致少量出血。这些血管损害使得尿液中或结石中的细菌有机会入血,从而引起相关感染性并发症。EPVL 术后发生感染性并发症的概率不高,一般低于 1%。EPVL 术前应充分评估患者的感染危险因素。EPVL 术后发生泌尿系感染应及时控制。

(朱　玮　刘泽贞　郑晓鹏)

第十章

物理振动排石的护理

一、术前护理

(一)心理护理

物理振动排石前须做好患者的心理护理,治疗前向患者讲明排石的原理,以及成功的案例,增强患者对物理排石的信心。操作前向患者解释EPVL 是一种无创、安全、有效、可重复治疗的方法,并告知术前、术中以及术后的注意事项,使患者及家属消除恐惧,并能以积极、良好的心态配合治疗。

(二)排石前准备

患者签署物理振动排石治疗知情同意书,嘱患者饮水 300～500 mL,待患者膀胱充盈后,通过超声影像了解结石及上尿路积水情况。治疗当天可进食,建议在餐后 2 h 治疗,治疗前测量患者血压、脉搏情况,血压≤140/90 mmHg,脉搏≤90 次/min。

二、治疗中护理

(一)排石体位

根据不同的结石部位采取不一样的体位。对于肾盂、肾上盏、中盏、输尿管内结石排石体位:患者取头高足低平卧位于物理振动排石机治疗床。

肾下盏结石体位:患者取头低足高健侧卧位或俯卧位。

(二)操作护理

启动物理振动排石机,单频振子一般用于输尿管结石,双频振子一般用于肾脏结石,操作原理主要依靠主副振子的协同作用,将结石松绑游离,驱动推入肾盂中,再根据结石部位调节床体,在主副振子前后共同作用下推动结石进入输尿管。B超全程监测结石位置,肾脏结石运用双频振子,采用犁田式操作手法,将肾盏中结石推至肾盂输尿管口。输尿管结石运用单频振子,刚开始操作前,单频振子先从侧面着力后再正面接触结石所在的部位,运用小鱼际按压法,常规按压幅度4~5 mm,按压幅度可根据患者的耐受力选择,让患者逐步适应主振子的频率,再运用顺时针、逆时针按揉法,将结石与管腔游离,如果B超显示患者腹腔中肠气比较多,可以运用左右推动法,将肠气推散,更利于主振子直接接触管腔中的结石,最后利用上下推动法沿输尿管走向快速推动,使结石移至膀胱,排出体外。

(三)注意事项

1. 预防跌倒或坠床

告知患者排石过程中,不要随意更换体位,如有心慌、胸闷、头晕等不适及时告知。依据B超定位结石的位置,相应采取头高足低位、头低足高位和俯卧位,并用保护带固定体位(图10-1),皮肤保护垫及关节防压垫预防皮肤、关节磨损、擦伤,患者双手握住床体两边护栏以预防跌倒或坠床等不良事件的发生。

2. 病情观察

密切观察患者的全身情况,如患者出现心慌、胸闷、头晕、恶心、呕吐等情况时,应立即停止体位排石,给予平卧位,必要时对症处理。排石过程中及时询问患者对EPVL的反应,且主副振子与皮肤间应加用医用耦合剂,不可暴力按压,振幅一般为5~10 mm(根据患者体型而定)。嘱患者排尿时注意收集结石,并行结石成分分析。

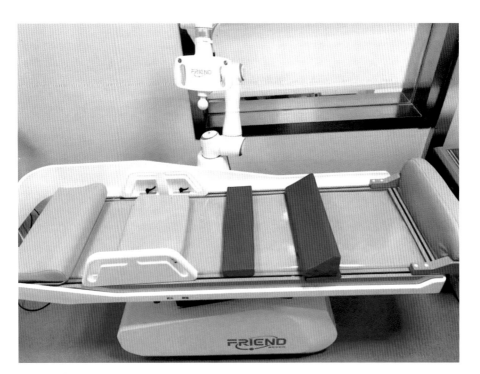

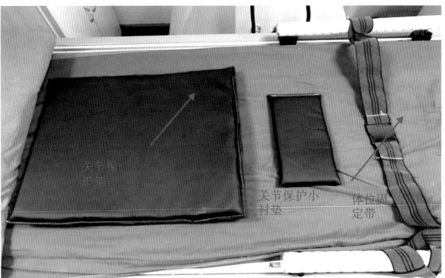

图 10-1 EPVL 保护带及护垫

三、术后护理

(一)尿液的收集与观察

术后嘱患者注意观察尿液的颜色,大部分患者行物理振动排石后最常见的症状是血尿,嘱患者多饮水,适当休息。

(二)肾绞痛的处理

在 EPVL 治疗过程中,残石经输尿管排出,患者有出现肾绞痛的可能,一般给予解痉、止痛等对症处理,症状明显好转。如出现严重肾绞痛、发热、明显血尿等异常情况时,需立即复诊。

(三)皮肤周围红肿

因 EPVL 治疗需用主振子来回不断按压皮肤,振动频率较高,可能引起皮肤周围红肿,因此操作者严格控制好按压振动子的深度和频率。

四、健康教育

积极随访患者的排石效果,嘱患者平时注意多饮水,多运动;合理调整饮食,避免浓茶、咖啡,预防结石复发,每日观察排尿情况。每周复查泌尿系B超,必要时行腹部平片(KUB)检查,了解结石排出及肾积水情况。同时根据结石成分分析结果,进行相应饮食指导。

(贾春萍　佘宇航)

第十一章

物理振动排石技术的展望

每一项新技术的出现都极大地改变了疾病治疗的模式,从既往被动排石,到现在的主动排石,极大的更新了泌尿外科医生对尿结石治疗的整体理念。随着科技的进步,物理振动排石机及其应用技术将会得到更好的发展。未来物理振动排石机的发展将会呈现如下特点。

(一)人工智能在物理振动排石上的应用

现代物理振动排石机已经可以通过多种方式进行振动能量输出的调节,但是,针对不同类型、不同位置、不同大小的结石,物理振动排石机仍然需要更加精准、定制化的振动模式和能量输出。未来,可以使用机器学习、人工智能等技术对不同情况下的最佳振动参数进行预测和优化。目前,体外物理振动排石需要操作者具备超声影像学基础知识、丰富的操作经验以及一定的体力活动,如此才能达到理想的排石效果。特别是操作者的排石技术水平是决定物理排石效果的关键因素。如何将操作者的技术通过人工智能来实现,才是未来物理振动排石机的重要变革。

随着智能化时代的到来,物理振动排石机器不仅可以配置类似于机器人的自由机械臂,而且可以有视觉识别系统,压力感受器、AI 移动与多模式振动、智能自动化床体、3D 超声监视、同步收集排石操作数据。如此可以优化排石操作流程,从而制定更加个性化的精准化的智能自动化排石。未来物理振动排石机可以通过引入可穿戴设备、智能化控制等技术,提高患者的治疗体验,并且可以实时监测和反馈治疗效果,为医生提供更加准确的诊断和治疗建议。

(二)碎石排石一体化体设备

物理振动排石机结合超声波、电磁波、激光等多种技术,可以更加精准地定位和治疗结石,提高治疗效果。目前国内已有厂家将体外冲击波碎石机器的床体融合了体外物理振动排石的功能,这样就允许了一台机器兼具两种功能,极大地节省了空间布置。对医院来说,就无须同时购置碎石及排石两种机器。目前体外冲击波碎石机产生的为聚焦冲击波,物理振动排石应用的是高频物理振动产生的散射波,未来物理振动排石与冲击波碎石将会同步交替进行碎石与排石,针对较大的结石先进行体外碎石,然后利用物理振动产生的散射波将部分碎片优先排出,避免碎石拥堵形成石街,使得碎石排石更加高效。

(三)可视化实时监视排石

目前物理排石的操作过程中常常需要根据 B 超的监视定位进行排石体位及手法操作的调整。期待将来研发更加适合物理排石的专用 B 超探头,以配合物理振子操作,进行实时的监视结石,以达到调整排石操作与结石位置移动实时同步化进行,如必要时可联合 X 线同步进行监视定位。如未来结合三维成像、VR 等影像重建技术,同时配合平板电脑,可以进行可视化的实时监视排石。

(四)实现"查排一体"的超声排石

"查排一体"的超声排石技术是在体外利用聚焦超声能量识别到结石的同时,同步进行排石。尽管这项技术已经有了较好的科研研究,但是还没有真正应用于临床,其超声排石设备仍需改进,提高超声对结石诊断的特异度和灵敏度,从而提高定位的精确性。此外,联合成像、超声排石和超声波碎石(burst wave lithotripsy，BWL)融和系统，即现实成像、碎排一体技术是未来治疗结石重要发展的方向。

(五)便携式、远程操作的物理振动排石机

随着智能技术和无线通信技术的进步，未来可以开发出更加便携式、易于操作的物理振动排石机，让患者在家中就可以完成治疗。此外，可以通过远程操作和传输技术，将物理振动排石机的治疗效果扩展到远程和偏远地区。

(六)探索新型材料和结构设计

未来可以通过探索新型材料和结构设计，来提高物理振动排石机的治疗效果和安全性。例如，可以采用高强度、高韧性的材料制造振动部件，来提高振动的精度和稳定性；可以设计更加复杂的结构，来使振动输出更加均匀和稳定。

现代医学发展方向已经逐步从"有创"到"微创"，再到"无创"，这是人类医学发展的必然趋势和永恒追求。无创诊疗也被称为是未来最有潜力的医疗技术。相信，未来体外物理振动排石的研究主要集中于设备的技术改进，使得体外物理振动排石更加自动化与精准化，并朝着更加智能化碎石排石一体化方向发展，从而更好地为患者提供优质的排石治疗。

（吕建林　郑晓鹏　朱　玮）

第十二章

物理振动排石术文献荟萃

第一节 文献类别与检索方法

以"物理振动排石"、"EPVL"或者"External Physical Vibration Lithecbole"为检索词,检索万方数据库、CNKI 数据库和 Pubmed 数据库,共检索到文章67 篇,其中 SCI 文章 9 篇,中文文章 58 篇。SCI 文章中前瞻性多中心随机对照研究 3 篇,单中心随机对照研究 4 篇,中文文章"中华"系列文章 6 篇。体外冲击波碎石术后辅助体外物理振动排石治疗文章共有 20 篇,输尿管软镜术后辅助体外物理振动排石治疗文章共 29 篇。体外冲击波碎石术后和输尿管软镜术后辅助体外物理振动排石治疗的两篇 meta 分析文章共检索到 7篇,体外物理振动排石治疗缓解肾绞痛的文章报道有 4 篇。分类时条理清晰。

2021 年,发表在 *Journal of endourology* 和 *Urology journal* 的关于体外冲击波碎石术后和输尿管软镜术后辅助体外物理振动排石治疗的两篇 meta 分析文章中共检索到 7 篇关于物理振动排石治疗的随机对照研究文章,纳入1414 例患者,最后结果显示体位冲击波碎石术后和输尿管软镜碎石术后辅助体外物理振动排石治疗,可以显著提高二者术后净石率,缩短结石排净时间,不会给患者带来副作用,是安全有效的。

药物治疗联合体外物理振动排石治疗文章有7篇,主要集中在中药排石治疗药物和坦索罗辛药物的研究,结果显示物理振动排石治疗联合药物治疗可以提高肾下盏结石及输尿管下段结石的排出率,是安全有效的。体外物理振动排石治疗缓解肾绞痛的文章报道有4篇,均显示体外物理振动排石治疗可以缓解结石性肾绞痛,安全可靠,同时可以促进结石排出。

体外冲击波碎石术后或者输尿管软镜碎石术后辅助体外物理振动排石治疗,具有较好的治疗效果,可以提高残石的排出,对尿石症患者的治疗和预防具有较好的治疗效果,临床应用价值广阔。中国泌尿外科学会前主任委员叶章群教授于2017年在《中华泌尿外科杂志》发表撰文指出,体外物理振动排石治疗将"被动排石"转变成"主动排石",这一治疗理念的变化给尿石症的治疗带来新的革新。

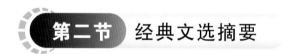

第二节　经典文选摘要

一、英文文献

1. CHI YUAN, ZHONGYU JIAN, XI JIN, et al. Efficacy and Safety of External Physical Vibration Lithecbole After Extracorporeal Shock Wave Lithotripsy or Retrograde Intrarenal Surgery for Urinary Stone: A Systematic Review and Meta-analysis[J]. *Journal of endourology*, 2021(05), 35(5):712-720. *doi*:10. 1089/end. 2020. 0820 *IF*(2021):2. 619;*Q*3

Abstract

Introduction: The current study evaluated the efficacy and safety of external physical vibration lithecbole（EPVL）after extracorporeal shock wave lithotripsy （ESWL）or retrograde intrarenal surgery（RIRS）for urolithiasis.

Methods： Publicized literature was systematically searched from EMBASE,Cochrane Library,PubMed,ScienceDirect,ClinicalTrials. gov. and Web of Science up to February 2020. Fixed effects or random – effects model was chosen in risk ratio（RR）calculation according to heterogeneity. Quality of evidence was estimated under the guidance of Cochrane handbook. Stone expulsion rate,stone–free rates（SFRs）and complication rates were set as end-points.

Results： 6 randomized controlled trials including 853 patients were eligible for analysis. EPVL significantly increased SFR within 3 weeks（RR = 1. 17,95% CI:1. 06 – 1. 29,P = 0. 001）and above 3 weeks（RR = 1. 19,95% CI:1. 03 – 1. 37,P = 0. 02）after ESWL. EPVL also improved SFR within 3 weeks（RR = 1. 84,95% CI:1. 35–2. 49,P<0. 0001）and above 3 weeks（RR = 1. 53,95% CI: 1. 33–1. 77,P<0. 00001）after RIRS. Besides,EPVL can significantly increase SFRs for stones in renal pelvis,lower calyx and multiple locations（all p value< 0. 05）. Although the overall complication rate was not significantly higher in EPVL+RIRS group,it was found 1. 38 times higher in EPVL+ESWL group（RR = 1. 38,95% CI:1. 06 – 1. 79,P = 0. 02）,especially the incidence of flank pain （RR = 3. 11,95% CI:1. 02–9. 46,P = 0. 05）.

Conclusions： EPVL is effective and safe with high SFRs（especially in renal pelvis,lower calyx,and multiple locations）after ESWL or RIRS and lower over-all complication rate after RIRS in patients with urolithiasis. However,the over-all complication rate（especially the incidence of flank pain）was higher after EPVL+ESWL.

Keywords： meta – analysis; external physical vibration lithecbole; extracorporeal shock wave lithotripsy;retrograde intrarenal surgery;urinary stone

2. ZI HAO XU,SHUANG ZHOU,JIAN LIN LV,et al. Effect of the External Physical Vibration Lithecbole on the Discharge of Upper Urinary Stones：A Systematic Review and Meta-analysis[J]. *Urology journal*,2021 *Feb* 24,18(1)：19-27. *doi*：10. 22037/*uj. v*18*i*. 6417 *IF*(2021)：1. 555；Q4

Abstract

Purpose：The external physical vibration lithecbole(EPVL) is a new device that accelerates the discharge of urinary stones by changing the patient's body position and providing multi-directional simple harmonic waves. It is clinically employed to improve the stone-free rate (SFR). However,it is not widely accepted in clinical practice due to the lack of high-level evidentiary support and a standard protocol. The present meta-analysis aims at the evaluation of the efficacy and safety of EPVL treatment in improving the SFR.

Methods：This study was a systematic review and meta-analysis. A systematic literature review was conducted using PubMed, Scopus, Embase, Medline,the Web of Science,and the Cochrane Library to find randomized controlled trials(RCTs) as recent as April 2020 that evaluated the efficacy and safety of EPVL treatment for patients with stones/residual stones in the upper urinary tract.

Results：In total,7 prospective studies with 1414 patients were included. Compared with patients in the control group,patients treated with an EPVL(the intervention group) had higher SFRs(95% CI：0. 59-0. 86, RR = 0. 71, P = 0. 0004) and lower complication rates(95% CI：1. 37-3. 12, RR = 2. 07, P = 0. 0006). In a subgroup analysis based on previous surgery(ESWL,RIRS),the intervention group had an improved SFR as compared to the control group(95% CI：0. 59-0. 95, RR = 0. 75, P = 0. 02；95% CI：0. 56-0. 73, RR = 0. 64, P < 0. 00001,respectively). In a subgroup analysis based on stone location,the SFRs for stones in the upper/middle/lower calyx and renal pelvis were significantly higher in the intervention group than in the control group: for residual stones in the upper and middle calyx, 95% CI: 0.63 - 0.98, RR = 0.79, and $P = 0.03$; for residual stones in the lower calyx, 95% CI: 0.54 - 0.75, RR = 0.64, and $P < 0.00001$; for residual stones in the renal pelvis, 95% CI: 0.47 - 0.79, RR = 0.61, and $P = 0.0002$. However, the SFRs for ureter stones were not significantly different between groups (95% CI: 0.82 - 1.05, RR = 0.93, $P = 0.23$).

Conclusion: The external physical vibration lithecbole can effectively improve the SFR after ESWL and RIRS without significant side effects, especially for residual stones in the upper/middle/lower calyx and renal pelvis.

Keywords: external physical vibration lithecbole; upper urinary stones; residual stones, meta-analysis

3. YIFAN ZHANG, CHANGBAO XU, YOUZHI WANG, et al. When is the best time to perform external physical vibration lithecbole(EPVL) after retrograde intrarenal surgery(RIRS): a multi-center study based on randomized controlled trials[J]. *Urolithiasis*, 2020, 48 (6): 533 - 539. *doi*: 10. 1007/*s*00240 - 019 - 01175 - 5 *IF*(2021): 2. 861; *Q*3

Abstract

To determine the best time to perform EPVL treatment by evaluating the efficacy and safety of active stone extraction in treating residual fragments at different time points after RIRS. All participants had renal or upper ureteral stones preoperatively and still had residual stones after receiving RIRS. They were prospectively randomized into four groups: patients in group A received EPVL 3 days after RIRS; patients in group B received EPVL 7 days after RIRS; patients in group C received EPVL 14 days after RIRS; patients in group D did not receive EPVL after RIRS. Follow-up examinations were performed on all participants. The results, including stone size and location, stone-free rate (SFR) and complications, were compared among the groups. There were 176 patients in total.

The SFR in groups A, B, C and D were 62. 22%, 40. 91%, 14. 28% and 11. 11%, respectively, 7 days after RIRS. At 14 days after RIRS, the SFR was 80%, 59. 09%, 42. 86% and 26. 67% in groups A, B, C and D, respectively. At 28 days after RIRS, the SFR was 91. 11%, 84. 09%, 76. 19% and 51. 11% in groups A, B, C and D, respectively. Group A had the highest SFR from 7 to 28 days, and group C had a higher SFR at 28 days after RIRS than group D ($P <$ 0. 05). The side effects were less in groups A and B than in group D 28 days after RIRS ($P < 0.05$). We recommended that the best time to perform EPVL is 3 days after RIRS, because it could achieve a high SFR at any point in time and reduced complications.

Keywords: retrograde intrarenal surgery; external physical vibration lithecbole; residual stone; active stone extraction

4. RONG ZHEN TAO, QING LAI TANG, SHUANG ZHOU, et al. External physical vibration lithecbole facilitating the expulsion of upper ureteric stones 1. 0–2. 0 cm after extracorporeal shock wave lithotripsy: a prospective randomized trial[J]. *Urolithiasis*, 2020, 48 (1): 71–77. *doi*: 10. 1007/*s*00240–018–1100–8 *IF*(2021): 2. 861; *Q*3

Abstract

To observe the efficacy and safety of External Physical Vibration Lithecbole (EPVL) in patients with upper ureteric stones 1. 0–2. 0 cm after extracorporeal shock wave lithotripsy (ESWL). A total of 271 patients with upper ureteric stones 1. 0–2. 0 cm were prospectively randomized into two groups. One hundred and twenty-seven cases in the treatment group accepted EPVL therapy and 144 cases as control after ESWL. The stone expulsion status and stone-free rates (SFRs) between two groups were compared at the 1st, 2nd and 4th weekends by imaging examinations. All of 271 patients were randomly assigned to two groups, of which 127 patients were included in the treatment group and 144 in the control group.

EPVL was successful in assisting the discharge of stone fragments. The rate of stone expulsion at day 1 in the treatment group was significantly higher than in the control group(79. 5% vs. 64. 6% , $P=0.006$). The SFRs of the 1st weekend (76. 3% vs. 61. 8% , $P=0.010$), the 2nd weekend (88. 2% vs. 77. 1% , $P=0.017$) and the 4th weekend (92. 1% vs. 84. 0% , $P = 0.042$) in thetreatment group were all significantly higher than that in the control group. However, no statistical significance was found in complications between the two groups ($P>0.05$). Furthermore, in the treatment group the patients were treated a mean 4. 3 sessions of EPVL. EPVL and ESWL are ideal complementary partners in the treatment of upper ureteric stones 1. 0 - 2. 0 cm, satisfying both high SFR and low complication. This method is safe and reproducible in clinical practice, and it also needs large-scale multicenter prospective studies further to prove the above conclusions.

Keywords: external physical vibration lithecbole; upper ureteric stones; residual stones; stone-free rate

5. WENQI WU, ZHOU YANG, FENGLING TANG, et al. How to accelerate the upper urinary stone discharge after extracorporeal shockwave lithotripsy (ESWL) for<15 mm upper urinary stones: a prospective multi-center randomized controlled trial about external physical vibration lithecbole (EPVL) [J]. *World journal of urology*, 2018, 36 (2): 293 - 298. *doi*: 10. 1007/*s*00345 - 017 - 2123-4 *IF*(2021): 3. 661; *Q2*

Abstract

Objective: To asset the efcacy and safety of EPVL plus ESWL compared with ESWL alone for the treatment of simple upper urinary stones(<15 mm).

Materials and methods: All patients with upper urinary stones (<15 mm) were prospectively randomized into two groups. In treatment group, patients were assigned to immediate EPVL after ESWL, while in control group, ESWL alone was ofered. All patients were reexamined at 1, 2, and 4 weeks after ESWL. Stone size, stone location, stone-free rate(SFR), and complication rate were compared.

Results: 56 males and 20 females in treatment group were compared to 52 male and 25 females in control group($P=0.404$). Median ages were 42.9 ± 1.5 years in treatment group and 42.7 ± 1.3 years in control group($P=0.943$). Median stone size was 10.0 ± 0.4 mm(3-15 mm) in treatment group and 10.4 ± 0.4 mm(4-15 mm) in control group($P=0.622$). The stone clearance rate in treatment and control group at 1 weekafter ESWL was 51.3% (39/76) and 45.4% (35/77)($P>0.05$), at 2 weeks was 81.6% (62/76) and 64.9% (50/77)($P<0.05$), and at 4 weeks was 90.8% (69/76) and 75.3% (58/77)($P<0.05$), respectively.

Conclusions: EPVL is a noninvasive, efective, and safe adjunctive treatment which increases and accelerates upper urinary stones discharge after ESWL treatment.

Keywords: EPVL; ESWL; upper urinary stone; randomized controlled trial

6. WENQI WU, ZHOU YANG, CHANGBAO XU, et al. External Physical Vibration Lithecbole Promotes the Clearance of Upper Urinary Stones after Retrograde Intrarenal Surgery: A Prospective, Multicenter, Randomized Controlled Trial[J]. *The Journal of urology*, 2017(05), 197(5): 1289-1295. *doi*: 10.1016/j.juro. 2017.01.001 *IF*(2021): 7.600; *Q*1

Abstract

Objective: We assessed the efficacy and safety of external physical vibration lithecbole for the treatment of residual stones after retrograde intrarenal surgery.

Materials and Methods: A total of 173 patients (128 males and 45 females) were selected for study. All patients had residual fragments after retrograde intrarenal surgery for renal or upper ureteral stones. They were prospectively randomized into 2 groups. One group underwent external physical vibration lithecbole 1 week after retrograde intrarenal surgery and the other underwent only retrograde intrarenal surgery as the control group. Stone size and location, stone−free rate and complications were compared.

Results: Of 173 patients 87 (66 males and 21 females) were in the treatment group and 86 (62 males and 24 females) were in the control group. The stone − free rate in the treated and control groups 2 weeks after retrograde intrarenal surgery was 52. 9% and 31. 4%, at 3 weeks it was 71. 3% and 51. 2%, and at 5 weeks it was 89. 7% and 59. 3%, respectively (all $P<0.05$). The hematuria incidence 5 weeks after retrograde intrarenal surgery was 3. 4% in the treated group compared to 20. 9% in the control group ($P<0.05$). The incidence of positive urine leukocytes in the treated vs control groups was 4. 6% vs 19. 8% 3 weeks after retrograde intrarenal surgery and 3. 4% vs 11. 6% at 5 weeks ($P<0.05$).

Conclusion: External physical vibration lithecbole as a supplement to retrograde intrarenal surgery was more effective than retrograde intrarenal surgery alone in terms of stone clearance speed, stone−free rate and patient compliance.

Keywords: retrograde intrarenal surgery, vibration lithecbole, renal residual stone, active stone extraction

7. QILAI LONG, JIAN ZHANG, ZHIBING XU, et al. A Prospective Randomized Controlled Trial of the Efficacy of External Physical Vibration Lithecbole after Extracorporeal Shock Wave Lithotripsy for a Lower Pole Renal Stone Less Than 2 cm[J]. *The Journal of urology*, 2016, 195 (4 *Pt* 1): 965−70. *doi*: 10. 1016/j. juro. 2015. 10. 174 *IF* (2021): 7. 600; *Q*1

Abstract

Purpose: To evaluate the efficacy and safety of External Physical Vibration Lithecbole in improving the clearance rates of lower pole renal stones after shock wave lithotripsy (SWL).

Materials and Methods: A total of 71 patients with lower pole renal stones (6-20 mm) were prospectively randomized into two groups. In treatment group (n = 34), patients were treated with External Physical Vibration Lithecbole after SWL; in control group (n = 37), only SWL were given. External Physical Vibration Lithecbole was performed without anesthesia by the same team using Friend - I External Physical Vibration

Lithecbole (Fu Jian Da Medical Instrument Co. , Ltd, Zhengzhou, China). Stone free rate, stone expulsion rate, stone expulsion time, and incidence of complications were monitored.

Results: External Physical Vibration Lithecbole was successful at assisting stone fragments discharge. The stone - free state was 76. 5% in the treatment group and 48. 6% in the control group ($P = 0.008$). Stone expulsion rate on day 1, week 1 and week 3 was 76. 5% (26/34), 94. 1% (32/34) and 94. 1% (32/34) in the treatment group compared to 43. 2% (16/37), 73. 0% (27/37) and 89. 2% (33/37) in the control group. The mean expulsion time of the stone fragments was 11. 2 mins in the treatment group and 9. 17 hours in the control group ($P = 0.016$). There was no significantly difference in complications between the two groups ($P > 0.05$).

Conclusions: External Physical Vibration Lithecbole was efficacious in helping lower pole renal stone fragments discharge, and can be used as an adjunctive method of stone minimally invasive treatment. However, there still need more investigations to confirm the efficacy.

Keywords: External Physical Vibration Lithecbole; SWL; Lower Pole Stones; Stone-free rate

8. LIU G, CHENG Y, WU W, et al. Treatment of Distal Ureteral Calculi Using Extracorporeal Physical Vibrational Lithecbole Combined with Tamsulosin: A New Option to Speed Up Obstruction Relief [J]. *J Endourol*, 2018, 32 (2):

161−167. *doi*：10. 1089/*end*. 2017. 0560.

Abstract

Introduction：The obstruction of the urinary tract by calculi at the narrowest anatomical areas leads to impaired drainage and severe pain. The aim of this study was to evaluate a new technology, extracorporeal physical vibrational lithecbole (EPVL) combined with tamsulosin, as a treatment for distal ureteral calculi (DUC).

Materials and Methods：Between July 2013 and July 2014, 672 patients diagnosed with DUC were randomly divided into three groups; a group receiving EPVL plus 0. 4 mg oral tamsulosin daily (PO qd) (experimental group, n = 236), a group receiving 0. 4 mg tamsulosin PO qd (n = 222), and a group receiving EPVL only(n=214)(control groups).

Results：There were no significant differences in general characteristics between the three groups. Stone diameters ranged from 0. 32 to 1 cm. In the EPVL plus tamsulosin group, 60. 1% of patients showed detectable fragment expulsion at 48 hours, and 91. 1% were stone free at 7 days. Compared with the two control groups, these rates were significantly higher(EPVL group was 0% and 50. 5% and medical expulsive therapy group was 0% and 50. 0%, $P<0.05$). The stone−free rates were similar in the three groups 2 weeks later(94. 5%, 93. 6%, and 93. 5%; $P>0.05$). Patients in the EPVL plus tamsulosin group achieved similar stone−free rates compared with the other two groups, but the speed of the stone expulsion was quicker for both sexes and all age groups(about a week; $P<0.05$).

Conclusion：This indicates that EPVL plus tamsulosin could be used as an effective, but faster treatment option for patients with DUC, alleviating the symptoms of DUC in a shorter period of time.

9. XU ZH, TANG QL, ZHOU S, et al. Use of Extracorporeal Physical

Vibration Lithecbole Through Greater Sciatic Foramen for Treatment of Distal Ureteral Calculi［J］. *J Endourol*, 2022, 36（1）: 143 – 150. *doi*: 10. 1089/end. 2021. 0048. *PMID*: 34098728.

Abstract

Introduction: To evaluate the efficacy and safety of performing extracorporeal physical vibrational lithecbole（EPVL）through greater sciatic foramen（GSF）for distal ureteral calculi（DUC）treatment. Materials and Methods: All patients with a diagnosis of DUC（6 – 10 mm in diameter）were enrolled in this study from October 2018 to May 2020. Patients were randomly divided into three groups receiving EPVL through GSF（Group A, n = 58）, or abdominal（Group B, n = 60）, or combined with oral use of tamsulosin at 0. 4 mg daily（Group C, n = 63）. Results: There was no significant difference observed in terms of demographic characteristics or size of stones among the three groups（$P > 0.05$）. Compared with the Groups B and C, patients of the Group A displayed a significantly higher score of comfort, with a significantly decreased number of renal colic attacks or analgesics required（$P < 0.01$）. The stone-free rate also significantly increased after 1 and 2 weeks of treatment（$P < 0.01$）, despite such a significant difference among these groups vanishing after 4 weeks of treatment. Conclusion: EPVL in the prone position uses the GSF as the path and is a safe and effective approach to treat the distal ureteral calculi.

Keywords: distal ureteral calculi; extracorporeal physical vibrational lithecbole; greater sciatic foramen; medical expulsive therapy.

二、中文文献

1. 许长宝, 王友志, 褚校涵, 等. 物理振动排石机在上尿路结石体外冲击波碎石后的临床应用［J］. 中华泌尿外科杂志, 2013, 34（8）: 4.

摘要:

目的:观察上尿路结石体外冲击波碎石术(ESWL)术后物理振动排石机排石治疗的效果。方法:2012 年 10 月至 2013 年 2 月经 ESWL 碎石治疗后的上尿路结石患者 133 例,按交替随机分组法分为物理振动排石组和自然排石组。物理振动排石组 66 例,ESWL 术后采用物理振动排石机治疗,结石位于肾中上盏 6 例,肾盂 13 例,肾下盏 16 例,输尿管 31 例,结石直径 10 ~ 15 mm;自然排石组 67 例,ESWL 术后采用多饮水,增加运动量等自然排石方法,结石位于肾中上盏 8 例,肾盂 17 例,肾下盏 15 例,输尿管 27 例,结石直径 10 ~ 15 mm。两组患者性别,年龄,结石大小及分布比较差异均无统计学意义($P>0.05$)。观察两组排石疗效,不良反应及并发症。结果:物理振动排石组平均排石治疗次数 2.6 次,治疗当天排石率 77%(51/66),1 周结石排净率 79%(52/66),肾下盏结石当天排石率 81%(13/16),1 周结石排净率 88%(14/16);自然排石组治疗当天排石率 45%(30/67),1 周结石排净率 49%(33/67),肾下盏结石当天排石率 33%(5/15),1 周结石排净率 40%(6/15);组间比较差异均有统计学意义($P<0.05$)。两组均无明显并发症发生。

结论:物理振动排石机可明显促进 ESWL 治疗后的结石排出,对肾下盏结石的排石与传统方法比较疗效尤为显著。物理振动排石机治疗安全无创,未发现不良反应。

关键词:碎石术;物理振动排石;上尿路结石;排石率;排净率

DOI:10.3760/cma.j.issn.1000-6702.2013.08.010

2. 张若晨,秦鑫,刘志洪,等.体外物理振动排石机用于辅助上尿路结石排石疗效的荟萃分析[J].中华医学杂志,2016,96(38):5.

摘要:

目的:对上尿路结石碎石术后运用 Friend-Ⅰ型体外物理振动排石机(EPVL)辅助排石的疗效进行荟萃分析。方法:检索 Pubmed,Medline,Embase,Cochrane 图书馆和中国知网光盘数据库从建刊至 2016 年 3 月期间的相关文献,收集所有比较上尿路结石碎石术后运用 EPVL 辅助排石患者与传统排石疗法患者之间疗效差异的随机对照实验(RCT)与半随机对照实验(Quasi-RCT),评价纳入研究质量,提取有效数据,采用 Review Manager 5.3 软件进行 Meta 分析。结果:根据本研究设定的纳入与排除标准,最终纳入 5 篇 RCT 与 Quasi-RCT。EPVL 组首日排石率明显高于对照组($OR=4.95$,95% CI:$3.35\sim7.32$,$P<0.00001$);EPVL 组 1 周后($OR=3.13$,95% CI:$1.95\sim5.04$,$P<0.00001$)及两周后($OR=4.50$,95% CI:$2.02\sim10.00$,$P=0.0002$)结石排净率亦明显高于对照组。随访期间 EPVL 组未出现严重的不良事件。

结论:现有证据支持在临床中运用 EPVL 协助上尿路结石碎石术后的排石治疗。然而受限于本研究较小的样本量,能否在临床中常规运用 EPVL 协助排石治疗仍需要更多高质量、大样本的 RCT 研究来明确。

关键词:肾结石;输尿管结石;治疗效果;荟萃分析

DOI:10.3760/cma.j.issn.0376-2491.2016.38.012

3.陈嘉兴,王超洋.不同体位物理振动排石术治疗结石性肾绞痛的临床观察[J].中华医学杂志,2020,100(32):4.

摘要:

目的:观察不同体位行体外物理振动排石术(EPVL)治疗结石性肾绞痛的临床疗效。**方法**:浙江省江山市人民医院 2018 年 9 月至 2019 年 9 月期间被确诊为结石性肾绞痛的 120 例患者,按数字随机分组法分为仰卧位、侧卧位和杂交位 3 组进行 EPVL 治疗,每组各 40 例,治疗前均予速尿针 20 mg 静脉注射 1 次,憋尿后行 EPVL 治疗肾绞痛。所有入组患者治疗前、后均行疼痛强度数字评分法(NRS)评分,治疗后 1 d、1 周分别复查 B 超或泌尿系 CT (CTU),比较各组 NRS 差异、不良反应、结石排出率、疼痛缓解时间及疼痛复发率。结果:治疗前,3 组患者的疼痛评分差异无统计学意义($P>0.05$)。治疗后,3 组患者肾绞痛均有显著缓解,侧卧位组、仰卧位组、杂交位组的 NRS 下降值分别为(4.05 ± 0.24)、(3.23 ± 0.23)、(2.90 ± 0.21),疼痛缓解时间分别为(8.88 ± 0.46)、(10.33 ± 0.44)、(10.38 ± 0.50)min,疼痛缓解速度及程度,侧卧位组治疗结石性肾绞痛效果优于其他两组,差异有统计学意义($P<$ 0.05);疼痛总好转率为91.7%,疼痛再发率分别为15.0%(6/40),15.0% (6/40),12.5%(5/40),3组差异无统计学意义($P>0.05$),但杂交位组再发率低;3组患者结石的当日和1周总排出率分别为25.8%,62.5%,3组当日和1周排出率分别为22.5%(9/40),35%(14/40),20%(8/40)和60%(24/40),75%(30/40),52.5%(21/40),仰卧位组排出率最高($P<0.05$);无1例严重并发症,不良反应差异无统计学意义($P>0.05$)。

结论:EPVL可以缓解结石性肾绞痛,安全有效,并能促进结石的排出。EPVL治疗肾绞痛时3种体位各有优势,应视具体情况选择。

关键词:振动;尿路结石;体位;肾绞痛

DOI:10.3760/cma.j.cn112137-20191216-02742

4. 张嘉铖,于田强,廖泽栋,等.不同体位物理振动排石机治疗输尿管结石性肾绞痛的前瞻性、多中心、随机对照临床研究[J].中华泌尿外科杂志,2020,41(1):5。

摘要:

目的:探讨不同体位物理振动排石对输尿管结石性肾绞痛的疗效和安全性。方法:本研究为前瞻性、多中心、随机对照研究。临床研究注册号:ChiCTR1900025555。收集2018年6月至2019年8月浙江中医药大学附属第二医院、浙江省荣军医院、长兴县第二医院收治的输尿管结石性肾绞痛患者。纳入标准:患者自愿参与试验,并签署知情同意书;年龄18~65岁;输尿管结石性肾绞痛;结石直径<7 mm;患者发病至入院未使用镇痛、解痉类药物。排除标准:合并严重并发症(严重尿路感染、严重肾积水);泌尿系畸形;严重高血压病;脑血管疾病史;重要器官功能障碍;肥胖(体重指数>35 kg/m²);输尿管结石病史>2个月;凝血功能异常。采用随机数字表法将患者随机1:1分为观察组和对照组。2组患者均采用物理振动排石机治疗,患者均先取仰卧位,观察组采用头低足高位,对照组采用头高足低位,倾斜角度均为24°。先采用副振子振动6 min,然后患者取俯卧位,同时打开主、副振子,振动 6 min 后治疗结束。观察两组的镇痛疗效,排石情况,不良反应。采用视觉模拟评分法(visual analogue scale,VAS)对治疗前后肾绞痛程度进行评估。疼痛缓解率=(治疗前 VAS 分值-治疗后 VAS 分值)/治疗前 VAS 分值×100%。疗效评价:显效为疼痛缓解率≥75%,有效为 50%≤疼痛缓解率<75%,无效为疼痛缓解率<50%。总有效率=(显效+有效)/(显效+有效+无效)。结果:本研究共纳入 100 例患者,观察组和对照组各 50例。两组的年龄[(41.8±11.7)岁与(46.6±13.9)岁],性别(男/女:37/13例与 42/8 例),结石位置(输尿管上/中/下段结石:19/7/24 例与 12/3/35例),结石侧别[右/左:21/29 例与 22/28 例],结石长径[(5.2±0.9)mm 与(5.1±1.1)mm],治疗前疼痛评分[(7.5±1.4)分与(7.6±1.5)分],再入院率[22%(11/50)与 18%(9/50)],术后 1 周排石率[70%(35/50)与 64%(32/50)]差异均无统计学意义($P>0.05$)。观察组 4 例(8%)发生不良反应,分别为恶心 3 例,呕吐 1 例;对照组 2 例(4%)发生不良反应,均为恶心,两组不良反应发生率差异无统计学意义($P>0.05$)。观察组后续治疗选择物理振动排石,体外冲击波碎石术,手术的例数分别为 35、9、6 例,对照组分别为 35、10、5 例,差异无统计学意义($P>0.05$)。观察组治疗后 VAS 评分低于对照组[(2.4±1.3)分与(3.7±1.5)分,$P<0.01$],总有效率高于对照组[94%(47/50)与 76%(38/50),$P<0.01$]。46 例治疗后行泌尿系超声检查肾积水程度,观察组肾积水减轻率高于对照组[54.5%(18/33)与 30.8%(4/13)],但差异无统计学意义($P=0.146$)。观察组输尿管上段和下段结石治疗后 VAS 评分均低于对照组[(2.4±0.3)分与(3.9±0.4)分;(2.4±0.2)分与(3.5±0.2)分],差异均有统计学意义($P<0.01$),总有效率差异均无统计学意义($P>0.05$)。

结论:物理振动排石机采用头低足高位对输尿管结石性肾绞痛的缓解效果优于头高足低位,且安全性良好。

关键词:输尿管结石;肾绞痛;体位;随机对照研究;多中心

DOI:10.3760/cma.j.issn.1000-6702.2020.01.009

5. 杨嗣星,叶章群. 上尿路结石排石治疗理念的革新:由被动排石变主动排石[J].中华泌尿外科杂志[J],2017,38(9):4.

摘要:传统的排石方法包括增加饮水,适度运动,溶石疗法以及口服药物等。这些方法主要通过大量饮水增加尿量,服用药物增加输尿管的蠕动频率和幅度,以及扩张输尿管等作用促进结石与尿路黏膜脱离,从而促进结石排出,因此被称为"被动排石"。近年来,体外物理振动排石系统逐渐受到泌尿外科学界关注。该系统利用简谐波,产生强大的推力促使结石沿着泌尿系统的天然通道活动,使结石主动排出。这种全新的理念,我们称之为"主动排石"。通过近5年的临床实践,主动排石已被证实为一种既安全又有效的排石方法。本文对上尿路结石排石治疗由被动排石到主动排石的方法进行综述,探讨"主动排石"这一治疗理念的变化给尿石症的治疗所带来的革新。

关键词:上尿路结石;保守治疗;被动排石;主动排石

DOI:10.3760/cma. j. issn.1000-6702.2017.09.004

6. 陈嘉兴、胡凌云、王超洋. 物理振动排石联合枸橼酸氢钾钠治疗无积水肾下盏小结石的临床观察[J].中华全科医师杂志,2021,20(12):4.

摘要:

对2020年6月至2021年8月浙江省江山市人民医院诊治的120例无积水肾下盏小结石患者,分为药物组、振动组和联合组,每组各40例,分别采用口服枸橼酸氢钾钠、物理振动排石术(EPVL)、EPVL联合枸橼酸氢钾钠治疗,枸橼酸氢钾钠剂量为10.0 mg/d(早,中为2.5 mg,晚为5.0 mg),EPVL持续振动排石共18 min,振动频率2 800次/min,振幅5 mm。视结石排出情况分别于第1次治疗后1,2,4周后复查泌尿系CT,外周血常规,尿常规,肾功能等,并监测早晚体温和尿色变化,观察各组治疗1,2,4周的结石排出率及并发症发生情况。治疗后,3组结石总排出率为39.2%(47/120)。各组每周的排出率比较,振动组、联合组排出率均高于药物组($P<0.05$);振动组与联合组比较,1、2周的结石排出率两组比较差异均无统计学意义($P=$

0.63,$P=0.14$),2周时联合组的4周结石排出率高于振动组($P=0.03$)。15例(12.5%)发生并发症,其中振动组为15.0%(6/40),联合组为15.0%(6/40),药物组为7.5%(3/40),3组比较差异无统计学意义($P>0.05$),无严重并发症,治疗后均恢复正常。提示EPVL可促进无积水肾下盏小结石的排出,EPVL联合枸橼酸氢钾钠可提高结石的排出率。

关键词:碎石术;振动;肾结石;联合治疗

DOI:10.3760/cma.j.cn114798-20210914-00697

7.汪翔,谢凯,金璐,等.物理振动排石机应用于体外冲击波碎石术后的排石效果研究[J].临床泌尿外科杂志,2015,30(8):3.

摘要:

目的:探讨上尿路结石体外冲击波碎石术(ESWL)治疗后行物理振动排石治疗的效果。方法:回顾性分析我院2013年7月—2014年7月间上尿路结石行ESWL术治疗的170例患者临床资料,按交替随机分组法分为:ESWL术后应用物理振动排石为干预组,ESWL术后自然排石为对照组,其中干预组84例,对照组86例,两组结石大小、部位无差异。对两组排石效果、不良反应及并发症进行统计学分析。结果:干预组平均排石治疗次数2.2次,治疗当天排石率88.1%(74/84),2周结石排净率90.5%(76/84);对照组治疗当天排石率68.6%(59/86),2周结石排净率69.8%(60/86);组间比较差异均有统计学意义($P<0.05$)。两组均无明显并发症发生。

结论:物理振动排石可明显促进ESWL治疗后的结石排出。

关键词:物理振动排石;体外冲击波碎石;排石疗效

DOI:CNKI:SUN:LCMW.0.2015-08-017

8.李玲,吴天鹏.物理振动排石机辅助输尿管软镜钬激光碎石术后肾下盏残石排出的疗效观察[J].临床泌尿外科杂志,2019(4):3.

摘要:

目的:评估输尿管软镜钬激光碎石术后物理振动促进肾下盏残石排出的疗效及安全性。方法:选取2016年1月~2017年12月在我院行输尿管软镜碎石术后肾下盏仍有残石的55例患者为研究对象。将术后行物理振动排石治疗的30例患者设为试验组,同期未接受物理振动排石的25例患者设为对照组。比较两组患者的一般情况,结石相关参数以及术后并发症发生情况。结果:试验组和对照组患者一般情况(年龄,性别,BMI)和结石相关参数(结石大小,结石负荷,结石分布和结石成分)比较差异无统计学意义($P>0.05$)。术后1,2周试验组与对照组清石率分别为76.7%和44.0%,90.0%和64.0%,两组比较差异均有统计学意义($P>0.05$)。

结论:物理振动排石机辅助输尿管软镜钬激光碎石术后肾下盏残石排出的疗效显著,安全可靠,不会增加术后并发症的发生率。

关键词:肾下盏结石;输尿管软镜;物理振动排石

DOI:10.13201/j.issn.1001-1420.2019.04.005

9. 刘昌伟,郝斌,许长宝,等. 双J管在体外冲击波碎石联合物理振动排石治疗肾下盏结石中的应用[J].临床泌尿外科杂志,2018,33(12):3.

摘要:

目的:探讨留置双J管后行体外冲击波碎石(ESWL)联合物理振动排石(EPVL)治疗肾下盏结石的疗效。方法:入组65例单纯肾下盏结石患者,其中将留置双J管后行ESWL联合EPVL治疗的32例患者作为试验组,同期未留置双J管行ESWL联合EPVL治疗的33例患者作为对照组。比较两组患者基本资料、当日见石率、2周结石排净率及治疗过程中相关并发症等情况。结果:试验组当日见石率、2周结石排净率明显高于对照组,差异有统计学意义($P<0.05$)。治疗过程中试验组肉眼血尿发生率明显高于对照组,而肾绞痛发生率明显低于对照组,差异有统计学意义($P<0.05$)。

结论:留置双J管后行ESWL联合EPVL治疗直径相对较大的肾下盏结石,能有效增加结石排净率,缩短结石排净时间,降低患者肾绞痛发生率,减轻患者痛苦。

关键词:肾下盏结石 双J管 体外冲击波碎石 物理振动排石

DOI:CNKI:SUN:LCMW.0.2018-12-008

10.陶荣镇,周爽,贾春萍,等.体外冲击波碎石后联合物理震动排石治疗上尿路结石的体会[J].临床泌尿外科杂志,2019(4):4.

摘要:

目的:观察上尿路结石(1～2 cm)患者行体外冲击波碎石(ESWL)后联合物理振动排石(EPVL)治疗的效果。方法:回顾性分析2017年1～9月于我院泌尿外科碎石中心行 ESWL 治疗的300例上尿路结石患者的临床资料,根据碎石后是否行 EPVL 分为 EPVL 组(167例)和自然排石组(133例),比较两组患者首日排石率、结石清除率及排石相关并发症等指标。结果:EPVL 组患者碎石后行 EPVL,并联合合理有效的操作手法,平均排石次数(3.3±0.7)次,治疗首日排石率75.4%(126/167),1、2周结石清除率分别为80.2%(134/167)和88.6%(148/167)。EPVL 组1、2周结石清除率均明显高于自然排石组($P<0.05$),且两组患者并发症发生率比较差异无统计学意义。

结论:上尿路结石患者行 ESWL 后联合 EPVL 治疗,既能有效提高ESWL 后碎石清除率,又缩短了患者自然排石的时间,痛苦较小。该方法简单、安全,疗效突出,可重复性高,易被患者接受,值得临床推广应用。

关键词:上尿路结石;体外冲击波碎石;物理振动排石;结石清除率

DOI:10.13201/j. issn. 1001-1420.2019.04.014

11.廖文彪,张丽萍,余娅兰等.软镜钬激光碎石术后采用物理振动排石促进残石排出的疗效分析——单中心随机对照研究[J].临床泌尿外科杂志,2017,32(12):4.

摘要:

目的:评估体外物理振动排石在促进软镜钬激光碎石术后肾脏残石排出的疗效及安全性。方法:2016年1月～2017年5月本研究共纳入患者96例,失访15例,最终81例患者完成随机对照研究。所有患者均有肾脏残石。将软镜钬碎石术后接受体外物理振动排石的患者作为试验组(n=41),术后未采用体外物理振动排石进行辅助排石的患者作为对照组(n=40)。采用随机对照的方法,记录并比较两组结石患者的年龄、性别、BMI、结石大小、结石表面积、结石位置、清石率、结石成分和术后并发症等。结果:两组患者年龄、性别、BMI、结石大小、结石表面积、结石位置、结石成分等比较差异无统计学意义($P>0.05$)。术后 2、3、5 周,试验组和对照组清石率分别为 58.5% 和 25%、75.65 和 35%、87.8% 和 55%,差异均有统计学意义($P<0.05$);当结石位于下组肾盏或多个肾盏时,两组清石率比较差异有统计学意义(90.0% vs. 53.3%,$P<0.05$)。术后 3 周试验组患者尿常规中白细胞阳性率明显低于对照组(4.9% vs. 20%,$P<0.05$);术后第 5 周,血尿(2.4% vs. 20%,$P<0.05$)及尿常规中白细胞阳性率(0 vs. 12.5%,$P<0.05$)均显著低于对照组。

结论:软镜钬激光碎石术后辅助体外物理振动排石能显著加速残石的排出,提高清石率,降低术后并发症的发生。

DOI:10.13201/j.issn.1001-1420.2017.12.007

12. 杨州,吴文起,汤凤玲,等.体外物理振动辅助排石法治疗 RIRS 术后肾下盏残石疗效研究:前瞻性单中心临床随机对照试验[J].临床泌尿外科杂志,2017,32(5):4.

摘要:

目的:评估输尿管软镜碎石术(RIRS)术后肾下盏残余结石使用体外物理振动排石机治疗的有效性和安全性。方法:采用前瞻性随机对照研究,将所有符合入组标准的尿路结石患者随机分为体外物理振动排石组和自然排石组。体外物理振动排石组在 RIRS 术后给予物理振动排石机(EPVL)治疗;自然排石组不作处理。两组术后均采用多饮水,增加运动排石。比较两组结石大小、结石清除率、并发症。结果:2015 年 8 月~2016 年 6 月总共有 65 例患者入组,其中物理振动排石组(试验组)33 例(男 24 例,女 9 例),自然排石组(对照组)32 例(男 26 例,女 6 例),试验组和对照组平均年龄为(48.2±1.9)岁和(45.9±2.0)岁,$P=0.417$;试验组和对照组平均结石直径大小为(15.0±1.0)mm 和(13.5±0.7)mm,$P=0.237$。试验组和对照组

RIRS后第2,3和5周结石清除率分别为54.5% vs.21.9%,75.8% vs.46.9%和90.9% vs.56.3%,两组比较差异有统计学意义($P<0.05$)。试验组与对照组比较,RIRS术后第2,5周血尿发生率较低,分别为54.5% vs.81.3%和3.0% vs.25.0%,差异有统计学意义($P<0.05$)。

结论:RIRS联合EPVL可以加快RIRS术后肾下盏残余结石的排出和提高结石的清除率。

关键词:前瞻性;单中心;随机对照试验;体外物理振动排石;输尿管软镜碎石术

DOI:10.13201/j.issn.1001-1420.2017.05.009

三、文献数据表格

有关文献数据见表12-1～表12-7。

表12-1　多中心输尿管软镜术后联合物理振动排石的有效性观察

组别	排净 (n)	未排净 (n)	净石率 (%)	未排净结石位置(例)					
				上盏	中盏	下盏	肾盂	输尿管	复杂性
对照组 (自然排石)	14	14	50%	1	1	4	2	0	6
试验组 (物理排石)	29	1	96.7%	0	0	1	0	0	0

表12-2　多中心ESWL术后联合物理振动排石的有效性观察

组别	排净 (n)	未排净 (n)	净石率 (%)	未排净结石位置(例)					
				上盏	中盏	下盏	肾盂	输尿管	复杂性
对照组 (自然排石)	22	8	73.3%	2	2	3	0	1	0
试验组 (物理排石)	40	3	93%	0	0	2	1	0	0

表 12-3　上尿路结石 ESWL 术后物理振动排石机排石疗效

组别	ESWL 当天排石率				ESWL 1 周结石排净率			
	合计	肾结石	肾下盏	输尿管	合计	肾结石	肾下盏	输尿管
物理振动排石	51/66	28/35	13/16	23/31	52/66	27/35	14/16	25/31
(66 例)	(77%)*	(80%)*	(81%)*	(74%)*	(79%)*	(77%)*	(88%)*	(81%)*
自然排石	30/67	17/40	5/15	13/27	33/67	18/40	6/15	15/27
(67 例)	(45%)	(43%)	(30%)	(48%)	(49%)	(45%)	(40%)	(56%)
χ^2 值	14.72	10.94		4.16	12.57	8.04		4.24
P 值	0.00	0.00	0.01	0.04	0.00	0.00	0.01	0.04

表 12-4　ESWL 术后联合物理振动排石的有效性观察

观察	ESWL+EPVL($n=76$)	ESWL($n=77$)	P 值
性别			
男	56	52	-
女	20	25	$P>0.05$
年龄	42.9±1.5	42.7±1.3	$P>0.05$
结石大小	10.0±0.4 mm	10.4±0.4 mm	$P>0.05$
结石清除率			
1 周	51.3%	45.4%	$P>0.05$
2 周	81.6%	64.9%	$P<0.05$
4 周	90.8%	75.3%	$P<0.05$

注：WU WENQI，YANG ZHOU，TANGFENGLING，et al. How to accelerate the upper urinary stone discharge after extracorporeal shockwave lithotripsy（ESWL）for < 15 mm upper urinary stones：a prospective multi-center randomized controlled trial about external physical vibration lithecbole（EPVL）[J]. *World J Urol*，2018，36（2）：293-298.

表 12-5　EPVL 联合坦索罗辛 在远段输尿管结石中的应用观察

观察	EPVL+坦索罗辛	坦索罗辛	EPVL	P 值
性别				
男	172	167	163	–
女	64	55	51	$P>0.05$
年龄	37.4±15.3	38.3±16.8	37.5±13.9	$P>0.05$
结石大小	0.32～1 cm	0.32～1 cm	0.32～1 cm	$P>0.05$
结石清除率				
2 天	60.1%	0	0	$P<0.05$
1 周	91.1%	50.0%	50.5	$P<0.05$
2 周	94.5%	93.6%	93.5	$P>0.05$

注：LIU GUANLIN,CHENG YUE,WU WEIJIE,et al. Treatment of Distal Ureteral Calculi Using Extra-corporeal Physical Vibrational Lithecbole Combined with Tamsulosin:A New Option to Speed Up Obstruction Relief[J]. *J. Endourol.*,2018,32(2):161-167.

表 12-6　肾下盏结石 ESWL 术后 EPVL 的临床研究

观察	ESWL+EPVL(n=34)	ESWL(n=37)	P 值
性别			
男	20	22	–
女	14	15	$P>0.05$
年龄	44±9.5	45.8±9.9	$P>0.05$
结石大小	10.9±2.8 mm	11.2±2.8 mm	$P>0.05$
结石清除率			
1 天	76.5%	43.2%	$P<0.05$
1 周	94.1%	73.0%	$P<0.05$
3 周	94.1%	89.2%	$P>0.05$
并发症			
血尿	2	4	

续表 12-6

观察	ESWL+EPVL($n=34$)	ESWL($n=37$)	P 值
腰痛	2	2	
头晕	1	0	

注：LONG QILAI,ZHANG JIAN,XU ZHIBING,et al. A Prospective Randomized Controlled Trial of the Efficacy of External Physical Vibration Lithecbole after Extracorporeal Shock Wave Lithotripsy for a Lower Pole Renal Stone Less Than 2 cm[J]. *J. Urol.* ,2016,195(4 *Pt* 1):965-970.

表 12-7　输尿管软镜术后联合物理振动排石的有效性观察

观察	EPVL+RIRS($n=87$)	RIRS($n=86$)	P 值
性别			
男	66	62	–
女	21	24	$P>0.05$
年龄	46.9±1.2	47.1±1.0	$P>0.05$
结石大小	15.4±0.7 mm	16.5±0.8 mm	$P>0.05$
结石位置			
上盏	2(2.3%)	4(4.7%)	
中盏	9(10.3%)	12(14.0%)	
下盏	31(35.6%)	41(47.7%)	
肾盂	18(20.7%)	11(12.8%)	
多发	25(31.0%)	18(20.9%)	
结石清除率			
2 周	52.9%(46/87)	31.4%(27/86)	$P<0.05$
3 周	71.3%(62/87)	51.2%(44/86)	$P<0.05$
5 周	89.7%(78/87)	59.3%(51/86)	$P<0.05$

注：WU W, YANG Z, XU C, GU X, et al. External Physical Vibration Lithecbole promote the stone clearance of upper urinary stone after retrograde intrarenal surgery：A Prospective Multi – center Randomized Controlled Trial,The Journal of Urology® (2017),doi:10.1016/j. juro.2017.01.001.

附录一

体外物理振动排石治疗知情同意书

体外物理振动排石治疗知情同意书

姓名：　　　　性别：　　　　年龄：　　　　住院/门诊号：

身高：　　cm　　　　体重：　　kg　　联系方式：

术前诊断：

诊断依据：

拟行手术：　　<u>体外物理振动排石</u>　　　拟行治疗时间：

体外物理振动排石(EPVL)是国际公认的一种主动排石方式,利用主副振子配合体位的改变协同作用机制,使结石游离、推动结石下移。主要适用于体外冲击波碎石(ESWL)、输尿管镜/输尿管软镜/经皮肾镜(URS/RIRS/PCNL)治疗后残石的主动排石,对≤6 mm 的结石可选择直接使用物理振动排石治疗。EPVL 能够显著提高净石率,缩短排石时间,减轻患者痛苦。

体外物理振动排石治疗的绝对禁忌证为:妊娠期、结石下方尿路梗阻;相对禁忌证包括:严重心血管疾患、尿路感染活动期、精神及智力障碍以及合并其他疾患或全身状态极差者。

治疗潜在风险:

1. 输尿管石街形成,梗阻加重。

2. 血尿、腰疼、发热等症状。

3. 皮肤肌肉骨骼损伤。

4. 肾绞痛再次发作,疼痛加重,恶心、呕吐。

5. 尿路感染,严重时出现尿源性脓毒血症。

6. 尿频、尿急、尿痛等膀胱刺激症状。

7. 肾实质损伤,肾周血肿。

8. 已有的肾积水治疗后可能无法完全消失。

9. 排石治疗后若出现结石嵌顿,需行碎石/取石治疗。

10. 可能需要分期多次体外物理振动排石治疗。

11. 其他的意外情况:心脑血管病意外、肺栓塞、心跳呼吸骤停等。

医生将尽职尽责,尽最大努力防止或降低风险及并发症的发生,但仍有发生可能,,甚至导致死亡,请家属慎重考虑,谢谢您的理解和配合。

上述情况医生已经讲明,经慎重考虑,患者及家属对可能存在的风险表示充分理解,愿意承担由疾病本身或现有诊疗技术所限而致的医疗意外及并发症,并全权负责签字,同意治疗。

患方签字:　　　　　　　　　　　　　　与患者关系:

医生签名:

上级医师签名:

　　　　　　　　　　　　　　　年　　　月　　　日

（刘昌伟）

附录二

物理振动排石机日常维护与保养

　　仪器使用环境温度应为 18 ~ 32 ℃,相对湿度不大于 75%,大气压强为 86 ~ 106 kPa,无腐蚀性气体和通风良好的室内。仪器外壳需清洁时,应在关机状态下,用柔软的清洁布润布或加上少许中性清洁剂擦去污垢;仪器皮质床面需清洁时,应用清洁布润布或加上少许中性清洁剂擦去污垢,严禁用汽油等有机溶剂擦洗。

　　仪器不宜频繁开、关和长时间使用。关机后若需再开,需等待至少 2 ~ 3 min 后进行,设备连续使用 2 h,应关机 10 min 后方可再次使用。若仪器使用较少时,至少一个月开机一次,开机时间约 10 min。仪器长期停放不用时,应将仪器按包装装入包装箱内,妥善保存。

　　电动推杆使用寿命为 2 年,下置振动器橡胶连接杜使用寿命为 1 年,上置振动器使用寿命为 6 个月。上置振动器日常维护与保养:不要将仪器放置在灰尘、烟雾、油污的环境下使用,也不要放置于靠近加热器或太阳光直接照射处;切勿在仪器上敷设含水的潮湿物,否则会引起触电或故障。每次使用不要超过 6 min,若连续使用时必须间隔 3 ~ 5 min;使用时切勿用手或患者皮肤及其他物体插入振子与外壳之间的缝隙,以免夹伤或损坏。

　　每次使用完仪器后要及时将电源开关置于"关"的位置,切勿将仪器启动后置之不理。不可用力拉扯电源线,不要用湿手触摸插头,否则会有触电危险。

切勿自行拆卸、修理或改装,否则引起仪器运行异常而发生故障或事故。如果电源软线或尼龙螺旋护套损坏,为避免危险,必须及时联系厂商或维修部专职人员来更换。此外,床体下方严禁放置物品或人员走动。为延长机器寿命,请避免机器长时间空载运行。

（刘昌伟）

参考文献

[1] BUSH R B, LONDES R R, BUSH I M. Urology in the 'Fertile Crescent' [M]. London:Wellcome Institute Collection,2002.

[2] MICHELL. A. R. Urolithiasis－historical, comparative and pathophysiological aspects:a review[J]. Journal of the Royal Society of Medicine,1989,82(1): 669－672.

[3] CHAKRAVORTY. R. C. The treatment of wounds and abscesses in the Sutrasthanam of the Sushrutasamhita[J]. Indian Journal of Surgery,1969, 31:261－266.

[4] Fernstrom I, Johansson B. Percutaneous Pyeolithotomy[J]. Scand J Urol Nephrol,1976,10(3):257.

[5] ALKEN P, HUTSCHENREITER G, GUNTHER R, et al. Percutaneous stone manipulation[J]. J Urol,1981,125(4):463.

[6] 杨运彰,吴开俊,袁坚,等.经皮穿刺肾造瘘取石(碎石)术[J].广州医学院学报,1986,14(2):32.

[7] 沈敬华,那彦群,高岳林。软输尿管镜在诊断上尿路疾病中的应用(附20例报告)[J].中华泌尿外科杂志,1996,17(3):170.

[8] 孙颖浩,戚晓升,王林辉,等.输尿管软镜下钬激光碎石术治疗肾结石(附

51 例报告)[J].中华泌尿外科杂志,2022,23(11):681.

[9] WENQI WU, ZHOU YANG, CHANGBAO XU, et al. External physical vibration lithecbole promotes the clearance of upper urinary stones after retrograde intrarenal surgery: a prospective, multicenter, randomized controlled trial[J]. The Journal of Urology,2017,197(5):1289-1295.

[10] WENQI WU,ZHOU YANG,FENG LING,et al. How to accelerate the upper urinary stone discharge after extracorporeal shockwave lithotripsy(ESWL) for < 15 mm upper urinary stones: a prospective multi-center randomized controlled trial about external physical vibration lithecbole(EPVL)[J]. World Journal of Urology,2018,36:293.

[11] 杨嗣星,叶章群.上尿路结石排石治疗理念的革新:由被动排石变主动排石[J].中华泌尿外科杂志,2017,38(9):654.

[12] YIFAN ZHANG,CHANGBAO XU,et al. When is the best time to perform external physical vibration lithecbole(EPVL) after retrograde intrarenal surgery(RIRS):a multi center study based on randomized controlled trials[J].Urolithiasis,2020,48(6):125.

[13] 黄初阳,龙永福.体外物理振动排石治疗输尿管中下段小结石的临床研究[J].国际泌尿系统杂志,2020,40(2):203-206.

[14] 崔书平,薄瑞娟,刘飞,等.物理振动排石机在上尿路结石体外冲击波碎石术后的临床应用效果[J].微创医学,2021,16(5):645-648.

[15] 许长宝,王友志,褚校涵,等.物理振动排石机在上尿路结石体外冲击波碎石后的临床应用[J].中华泌尿外科杂志,2013,34(8):599-602.

[16] 汪宁,王荣江,严家凯,等.体外物理振动排石辅助输尿管软镜治疗肾下盏结石的疗效分析[J].中国内镜杂志,2023,29(1):25-28.

[17] 张若晨,秦鑫,刘志洪,等.体外物理振动排石机用于辅助上尿路结石排

石疗效的荟萃分析[J].中华医学杂志,2016,96(38):3094-3098.

[18]钱君海,程跃,方海伟,等.物理振动排石治疗输尿管结石性肾绞痛疗效分析[J].浙江医学,2015(8):3.

[19]孙西钊,叶章群,肾绞痛诊断和治疗新概念[J].临床泌尿外科杂志,2007:321-323,327.

[20] O. F. BOZKURT, B. RESORLU, Y. YILDIZ, et al, Retrograde intrarenal surgery versus percutaneous nephrolithotomy in the management of lower-pole renal stones with a diameter of 15 to 20 mm[J]. J Endourol,2011 (25):1131-1135.

[21]陈嘉兴,王超洋,不同体位物理振动排石术治疗结石性肾绞痛的临床观察[J].中华医学杂志,2020(100):2494-2497.

[22] S. Ioannidis, S. Kampantais, A. Ioannidis, K. Gkagkalidis, I. Vakalopoulos, C. Toutziaris, C. Patsialas, L. Laskaridis, P. Dimopoulos, G. Dimitriadis, Dermal scarification versus intramuscular diclofenac sodium injection for the treatment of renal colic: a prospective randomized clinical trial [J]. Urolithiasis,2014(42):527-532.

[23] G. LIU, Y. CHENG, W. WU, et al, Treatment of Distal Ureteral Calculi Using Extracorporeal Physical Vibrational Lithecbole Combined with Tamsulosin: A New Option to Speed Up Obstruction Relief [J]. J Endourol,2018(32):161-167.

[24]张嘉铖,于田强,廖泽栋,等.不同体位物理振动排石机治疗输尿管结石性肾绞痛的前瞻性、多中心、随机对照临床研究[J].中华泌尿外科杂志,2020(41):46-50.

[25] W. WU, Z. YANG, C. XU, et al, External Physical Vibration Lithecbole Promotes the Clearance of Upper Urinary Stones after Retrograde Intrarenal

Surgery:A Prospective,Multicenter,Randomized Controlled Trial[J]. J Urol,2017(197):1289-1295.

[26]许长宝,王友志,褚校涵,等.物理振动排石机在上尿路结石体外冲击波碎石后的临床应用[J].中华泌尿外科杂志,2013(34):599-602.

[27]汪翔,谢凯,金璐,等.物理振动排石机应用于体外冲击波碎石术后的排石效果研究[J].临床泌尿外科杂志,2015(30):720-722.

（刘昌伟）